Advances in Anatomy, Embryology and Cell Biology
Ergebnisse der Anatomie und Entwicklungsgeschichte
Revues d'anatomie et de morphologie expérimentale
Springer-Verlag   Berlin   Heidelberg   New York

This journal publishes reviews and critical articles covering the entire field of normal anatomy (cytology, histology, cyto- and histochemistry, electron microscopy, macroscopy, experimental morphology and embryology and comparative anatomy). Papers dealing with anthropology and clinical morphology will also be accepted with the aim of encouraging co-operation between anatomy and related disciplines.

Papers, which may be in English, French or German, are normally commissioned, but original papers and communications may be submitted and will be considered so long as they deal with a subject comprehensively and meet the requirements of the Ergebnisse.

For speed of publication and breadth of distribution, this journal appears in single issues which can be purchased separately; 6 issues constitute one volume.

It is a fundamental condition that manuscripts submitted should not have been published elsewhere, in this or any other country, and the author must undertake not to publish elsewhere at a later date.

25 copies of each paper are supplied free of charge.

Les résultats publient des sommaires et des articles critiques concernant l'ensemble du domaine de l'anatomie normale (cytologie, histologie, cyto et histochimie, microscopie électronique, macroscopie, morphologie expérimentale, embryologie et anatomie comparée. Seront publiés en outre les articles traitant de l'anthropologie et de la morphologie clinique, en vue d'encourager la collaboration entre l'anatomie et les disciplines voisines.

Seront publiés en priorité les articles expressément demandés nous tiendrons toutefois compte des articles qui nous seront envoyés dans la mesure où ils traitent d'un sujet dans son ensemble et correspondent aux standards des «Résultats». Les publications seront faites en langues anglaise, allemande et française.

Dans l'intérêt d'une publication rapide et d'une large diffusion les travaux publiés paraitront dans des cahiers individuels, diffusés séparément: 6 cahiers forment un volume.

En principe, seuls les manuscrits qui n'ont encore été publiés ni dans le pays d'origine ni à l'étranger peuvent nous être soumis. L'auteur d'engage en outre à ne pas les publier ailleurs ultérieurement.

Les auteurs recevront 25 exemplaires gratuits de leur publication.

Die Ergebnisse dienen der Veröffentlichung zusammenfassender und kritischer Artikel aus dem Gesamtgebiet der normalen Anatomie (Cytologie, Histologie, Cyto- und Histochemie, Elektronenmikroskopie, Makroskopie, experimentelle Morphologie und Embryologie und vergleichende Anatomie). Aufgenommen werden ferner Arbeiten anthropologischen und morphologisch-klinischen Inhaltes, mit dem Ziel, die Zusammenarbeit zwischen Anatomie und Nachbardisziplinen zu fördern.

Zur Veröffentlichung gelangen in erster Linie angeforderte Manuskripte, jedoch werden auch eingesandte Arbeiten und Orginalmitteilungen berücksichtigt, sofern sie ein Gebiet umfassend abhandeln und den Anforderungen der „Ergebnisse" genügen. Die Veröffentlichungen erfolgen in englischer, deutscher und französicher Sprache.

Die Arbeiten erscheinen im Interesse einer raschen Veröffentlichung und einer weiten Verbreitung als einzeln berechnete Hefte; je 6 Hefte bilden einen Band.

Grundsätzlich dürfen nur Manuskripte eingesandt werden, die vorher weder im Inland noch im Ausland veröffentlicht worden sind. Der Autor verpflichtet sich, sie auch nachträglich nicht an anderen Stellen zu publizieren.

Die Mitarbeiter erhalten von ihren Arbeiten zusammen 25 Freiexemplare.

Manuscripts should be addressed to/Envoyer les manucsrits à/Manuskripte sind zu senden an:

Prof. Dr. A. BRODAL, Universitetet i Oslo, Anatomisk Institutt, Karl Johans Gate 47 (Domus Media), Oslo 1/Norwegen

Prof. W. HILD, Department of Anatomy. The University of Texas Medical Branch, Galveston, Texas 77550 (USA)

Prof. Dr. J. van LIMBORGH, Universiteit van Amsterdam, Anatomisch-Embryologisch Laboratorium, Amsterdam-O/Holland, Mauritskade 61

Prof. Dr. R. ORTMANN, Anatomisches Institut der Universität, D-5000 Köln-Lindenthal, Lindenburg

Prof. Dr. T. H. SCHIEBLER, Anatomisches Institut der Universität, Koellikerstraße 6, D-8700 Würzburg

Prof. Dr. G. TÖNDURY, Direktion der Anatomie, Gloriastraße 19, CH-8006 Zürich

Prof. Dr. E. WOLFF, Collège de France, Laboratoire d'Embryologie Expérimentale, 49 bis Avenue de la belle Gabrielle, Nogent-sur-Marne 94/France

Advances in Anatomy, Embryology and Cell Biology
Ergebnisse der Anatomie und Entwicklungsgeschichte
Revues d'anatomie et de morphologie expérimentale

47 · 2

Editores

A. Brodal, Oslo · W. Hild, Galveston · J. van Limborgh · R. Ortmann, Köln
T. H. Schiebler, Würzburg · G. Töndury, Zürich · E. Wolff, Paris

Milan Klima

Die Frühentwicklung des Schultergürtels und des Brustbeins bei den Monotremen (Mammalia: Prototheria)

Mit 33 Abbildungen

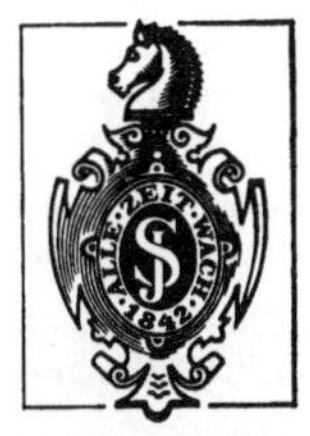

Springer-Verlag Berlin Heidelberg GmbH 1973

Prof. Dr. Milan Klíma
Dr. Senckenbergische Anatomie der
J.-W.-Goethe-Universität Frankfurt a. M.
6 Frankfurt a. M., Ludwig-Rehn-Str. 14

Durchgeführt mit Unterstützung
der Alexander-von-Humboldt-Stiftung, Bonn-Bad Godesberg
und
des Internationalen Embryologischen Zentrums des
Hubrecht Laboratoriums, Utrecht

Herrn Prof Dr. Dietrich Starck
zum 65. Geburtstag gewidmet

ISBN 978-3-540-06200-4   ISBN 978-3-662-06649-2 (eBook)
DOI 10.1007/978-3-662-06649-2

Inhaltsverzeichnis

Abkürzungen

as	Acromion scapulae		*mst*	Manubrium sterni
cl	Clavicula		*pc*	Procoracoid
cr	Crista sterni		$r_{1,\,2,\,3}$	Costae
cs	Coracoidscapularplatte		*ra*	Radius
cst	Corpus sterni		*rn*	Ren
fg	Fossa glenoidalis		*s*	Scapula
fo	Foramen obturatum		*sps*	Spina scapulae
hp	Hepar		*st*	Sternum
hu	Humerus		*stb*	Sternebrae
ic	Interclavicula		*stl*	Sternalleiste
icc	Pars chondralis interclaviculae		*ul*	Ulna
icd	Pars desmalis interclaviculae		*vt*	Venter
mc	Metacoracoid		*xst*	Processus xiphoideus

Einleitung

Seitdem die merkwürdigen und lange umstrittenen eierlegenden Säugetiere
— Monotremen — am Ende des 18. Jahrhunderts entdeckt worden sind, ist auch
die bemerkenswerte Ausbildung ihres Schultergürtels bekannt. Vom vergleichend-
anatomischen Standpunkt wird der Schultergürtel der Monotremen immer wieder
erwähnt, weil gerade er, neben der Oviparie, eines der wichtigsten Merkmale ist,
das die Verwandtschaft der Monotremen mit den Reptilvorfahren einerseits und
die Verschiedenheit zwischen den Monotremen und den übrigen rezenten Säugern
andererseits unterstreicht. Wenn auch die Monotremen nicht in der direkten
Stammesreihe vom Reptil zum Säugetier stehen, ,,zeigt ihr Schultergürtel modell-
mäßig eine Zwischenform zwischen Reptil- und Säugerzustand", wie das Starck
(Manuskript) ausdrückte.

Es geht vor allem um zwei Skeletteile des Schultergürtels, die den Monotremen und den Reptilien gemeinsam sind, die aber allen übrigen Säugetieren
fehlen: die Interclavicula und die Coracoidelemente. Aber auch die übrigen Teile
des Schultergürtels und des Sternums zeigen viele Besonderheiten, die man sonst
teilweise bei den übrigen Säugern, teilweise bei den Reptilien findet, oder die
allein für die Monotremen spezifisch sind.

Bei allen Versuchen, die Eigenheiten dieser Skeletteile zu erklären, gibt es
manche ungelöste Probleme, die man darauf zurückführen muß, daß fast allen
Vergleichen nur Beschreibungen von adulten Tieren zugrunde liegen. Über die
Entstehung und Entwicklung der fraglichen Skeletteile weiß man sehr wenig
und deshalb bleiben die wahren Zusammenhänge unklar, obwohl sie entwick-
lungsgeschichtlich außerordentlich wichtig sind. Erstaunlicherweise finden wir
nur zwei Arbeiten, die sich mit der Frühentwicklung des Schultergürtels bei
den Monotremen beschäftigen (Braus, 1921; Nauck, 1929). Beide sind erst mehr
als 120 Jahre nach der Entdeckung der Monotremen erschienen und eigentlich
nur kleine Notizen, die praktisch bis heute unbekannt oder unbeachtet bleiben,
so daß noch 1947 Gregory schreiben muß: "I have been unable to find any
description of the actual development of the pectoral girdle in the platypus",
womit nicht nur *Ornithorhynchus*, sondern Monotremen überhaupt gemeint sind.

Parker hat zwar schon 1868 bei zwei jungen Exemplaren von *Tachyglossus*
eine Doppelstruktur in der Interclavicula bemerkt und Gegenbaur (1898) hat
auf Grund von Parkers Befunden die Meinung geäußert, die Interclavicula der
Monotremen sei aus der Interclavicula und dem Sternum zusammengesetzt.
Braus (1921) hat den Schultergürtel von einem *Tachyglossus*-Embryo untersucht.
Er baute sogar ein Modell und veröffentlichte die Abbildung. Leider gibt er aber
fast keine Beschreibung und Erklärung dazu, so daß man aus dieser Arbeit keine
klaren Schlußfolgerungen ziehen kann. Erst Nauck (1929), der zwei *Tachyglossus*-
Embryonen untersuchte, brachte den einwandfreien Beweis dafür, daß sich die
Interclavicula der Monotremen tatsächlich aus zwei verschiedenen Elementen
zusammensetzt. Wie diese Elemente entstehen, ob sie unpaarer oder paariger

Herkunft sind, in welchem Zusammenhang sie mit dem Sternum stehen und wie sie sich weiter entwickeln, das konnte Nauck jedoch nicht feststellen. Die Morphogenese der Coracoidelemente und des Sternums der Monotremen wurden aber, soweit mir bekannt, überhaupt nicht untersucht.

Deshalb habe ich mich bemüht, eine geschlossene Entwicklungsreihe zusammenzutragen, mit deren Hilfe ich versuche, nicht nur allein die Morphogenese des Schultergürtels und des Sternums der Monotremen zu klären, sondern auch, wo möglich, zu der allgemeinen Morphologie und Genese des Säugetierbrustbeins und -schultergürtels beizutragen.

Material und Methode

Für meine Untersuchungen standen mir erstens 5 Skelete von adulten Monotremen für den morphologischen Teil der Arbeit und zweitens 14 Schnittserien von Embryonen und Beuteljungen für die Untersuchungen über die Frühentwicklung zur Verfügung.

Drei Skelete stammen aus dem Natur-Museum Senckenberg in Frankfurt a.M., der Rest aus der Sammlung von Prof. Dr. D. Starck, Frankfurt a.M. Die wichtigsten Daten über das gesamte Skeletmaterial sind in der Materialliste I zusammengestellt.

Alle Schnittserien stammen aus der Sammlung von J. P. Hill, die seit 1967 im Internationalen Embryologischen Zentrum des Hubrecht Laboratoriums in Utrecht aufbewahrt wird. Bei den meisten Serien wurde Azan-Färbung, bei einigen H.-E.-Färbung angewendet. Die wichtigsten Angaben über die Schnittserien sind in der Materialliste II zusammengestellt.

Nach einigen Schnittserien wurden Modelle des Schultergürtels und des Brustbeins angefertigt. Statt der üblichen Born-Peterschen Methode wurde eine direkte Photomethode für plastische Rekonstruktion benützt. Die Schnitte wurden photographiert und stark vergrößert. Aus den Vergrößerungen wurden die untersuchten Strukturen ausgeschnitten und direkt zu einem Modell zusammengeklebt, das zuletzt mit Wachs überzogen wurde. Diese Methode bringt Zeitersparnis, ohne daß die Genauigkeit darunter leidet. Im Gegenteil: eine direkte Verwendung der Photos schließt die eventuellen Fehler, die sonst bei der Umzeichnung und dem Plattenausschneiden vorkommen könnten, völlig aus. Ich habe insgesamt drei

Materialliste I. Skelete von adulten Tieren

Nr.	Art	Ge-schlecht	Sammlung	Kenn-ziffer	Weitere Angaben
1	*Ornithorhynchus anatinus* (Shaw u. Nodder, 1799)	♂	Natur-Museum Senckenberg Frankfurt a.M.	1504	Sydney-Australien W. Kirchner 1847
2	*Ornithorhynchus anatinus* (Shaw u. Nodder, 1799)	♀	Natur-Museum Senckenberg Frankfurt a.M.	1505	Sydney-Australien W. Kirchner, 1847
3	*Tachyglossus aculeatus* (Shaw u. Nodder, 1792)	♂	Coll. Prof. D. Starck Frankfurt a.M.	7078	Zoo Frankfurt a.M. 23. 4. 1970
4	*Tachyglossus aculeatus* (Shaw u. Nodder, 1792)	♀	Coll. Prof. D. Starck Frankfurt a.M.	6252	Zoo Frankfurt a.M. 31. 1. 1962
5	*Zaglossus bruijni* (Peters u. Doria, 1876)	♀	Natur-Museum Senckenberg Frankfurt a.M.	ohne Nr.	West-Neu Guinea Dr. A. Lotichius, 1914

Materialliste II. Schnittserien von Embryonen und Beuteljungen

Nr.	Stadium	SSL in mm	Schnittrichtung	Sammlung	Kennziffer
			Ornithorhynchus anatinus (Shaw u. Nodder, 1799)		
6	Embryo	6,5	transversal	Coll. J. P. Hill, jetzt Hubrecht Laborat. Utrecht	K 4:M 43a
7	Embryo	6,5	transversal		K 5:M 43b
8	Embryo	8,5	transversal		K 3:M 37a
9	Embryo	8,5	sagittal		K 3:M 37b
10	Embryo	8,5	transversal		K 4:M 39a
11	Embryo	8,5	transversal		K 4:M 39b
12	Embryo	9	transversal		K 4:M 38
13	Embryo	9	transversal		K 1:M 40
14	Embryo	9	frontal		K 1:M 41
15	Embryo	10	frontal		K 5:M 42
16	Frisch geschlüpftes Beuteljunges	16,75	transversal		K 6:M 44
			Tachyglossus aculeatus (Shaw u. Nodder, 1792)		
17	Embryo	7,5	transversal		K 18:M 154
18	Embryo	12,5	transversal		K 19:M 158
19	Beuteljunges	25	transversal		K 20:M 162

Materialliste III. Modelle

Nr.	Stadium	SSL in mm	Kennziffer	Bauart des Modells	Vergrößerung
			Ornithorhynchus anatinus (Shaw u. Nodder, 1799)		
20	Embryo	8,5	K 4:M 39b	Mikroaufnahmen + plastische Rekonstruktion	180fach
21	Embryo	10	K 5:M 42	Mikroaufnahmen + graphische Rekonstruktion	120fach
22	Frisch geschlüpftes Beuteljunges	16,75	K 6:M 44	Mikroaufnahmen + plastische Rekonstruktion	75fach
			Tachyglossus aculeatus (Shaw u. Nodder, 1792)		
23	Embryo	12,5	K 19:M 158	Mikroaufnahmen + plastische Rekonstruktion	100fach

Modelle nach dieser Methode gebaut. In einem Fall habe ich nach Mikroaufnahmen eine graphische Rekonstruktion angefertigt. Übersicht der Modelle bringt die Materialliste III.

Für die freundliche Überlassung des Materials danke ich herzlich Herrn Dr. H. Felten, Natur-Museum Senckenberg in Frankfurt a.M., Herrn Prof. Dr. P. D. Nieuwkoop, Hubrecht

Laboratorium in Utrecht und Herrn Prof. Dr. D. Starck, Dr. Senckenbergische Anatomie in Frankfurt a.M.

Herrn Prof. Dr. D. Starck bin ich für freundliche Unterstützung meiner Untersuchungen zum großen Dank verpflichtet. Außerdem danke ich für die großzügige Unterstützung, die ich von der Alexander von Humboldt-Stiftung, Bonn-Bad Godesberg, und die Hilfe, die ich vom Internationalen Embryologischen Zentrum des Hubrecht Laboratoriums in Utrecht erhielt.

Fräulein Dr. E. Boterenbrood, Kustodin des Hubrecht Laboratoriums, ermöglichte mir freundlicherweise die Besichtigung der Sammlung von J. P. Hill. Bei den Photoarbeiten waren mir Herr L. Boom, Utrecht, und Frau H. Schneider-Hosang, Frankfurt a.M., behilflich. Die Zeichnungen wurden von Herrn H. Schneeberger, Frankfurt a.M., hergestellt. Bei der deutschen Fassung meiner Arbeit haben mir die Herren Dr. F. Hückinghaus und Prof. Dr. W. Schmidt, beide Frankfurt a.M., geholfen. Allen genannten Damen und Herren spreche ich meinen herzlichen Dank aus.

Morphologie

Allgemeines

Die drei rezenten Gattungen der Monotremen zeigen in der Ausbildung des Schultergürtels und des Brustbeins keine grundsätzlichen Unterschiede. Bei allen sind dieselben Grundbauelemente vorhanden, die auch in ihrer Form bei einzelnen Gattungen nur geringe Unterschiede aufweisen (Abb. 1—6).

Der dorsale Teil des Schultergürtels besteht aus zwei relativ großen Scapulae, die sehr weit nach dorsal und cranial reichen und dadurch den Halsabschnitt der Columna vertebralis fast ringförmig umklammern (Abb. 2B, D, 3B). Ventral setzen sich die Scapulae in zwei Coracoidelemente fort. Das erste, das normalerweise in der Gelenkgrube für Humerus mit der Scapula synostotisch verschmilzt, entspricht nach den neuesten Ansichten dem Metacoracoid. (Die verwickelten Nomenklaturfragen, insbesondere was Metacoracoid, Procoracoid und Interclavicula anbelangt, werden erst weiter unten diskutiert.) Es verläuft von der Gelenkgrube schräg ventrocaudal und reicht medial bis zur Interclavicula und zum Manubrium sterni. An den Vorderrand des Metacoracoids lagert sich meistens syndesmotisch ein flaches Procoracoid an, das sich von dorsal breit an die Interclavicula legt und cranial bis zu den Claviculae reicht. In der Medianlinie kommt es zu einer arcizonischen Überlagerung der Procoracoidea beider Körperhälften (Abb. 5B, 6B). Am Vorderrand der Scapula befindet sich ein nicht zu großes Acromion, an das sich die Clavicula anschließt. Die Claviculae der beiden Körperhälften laufen dann vom Acromion in einem weiten Bogen nach ventrocaudal. In der Medianlinie können sie zusammentreffen. Mit ihrem ganzen caudalen Rand legen sich die paarigen Claviculae an die breiten Arme einer unpaaren Interclavicula. Ab und zu reichen sie seitlich mit den Claviculae bis an das Acromion heran. In der Mitte läuft die Interclavicula weit caudalwärts und verbreitert sich in einen großen flachen Körper, der die medialen Anteile der beiden Procoracoidea und teilweise auch die medialen Enden der Metacoracoidea von ventral bedeckt (Abb. 1). Die Interclavicula kann bei älteren Individuen mit den Claviculae synostotisch verschmelzen. Niemals kommt es aber zu einer Verschmelzung der Interclavicula mit den Pro- und Metacoracoidea. Sie sind stets voneinander durch eine Knorpelschicht getrennt (Abb. 6B).

Das Brustbein steht durch das Manubrium sterni mit der caudalen Kante der Interclavicula in Verbindung. Zwischen Manubrium sterni und Interclavicula

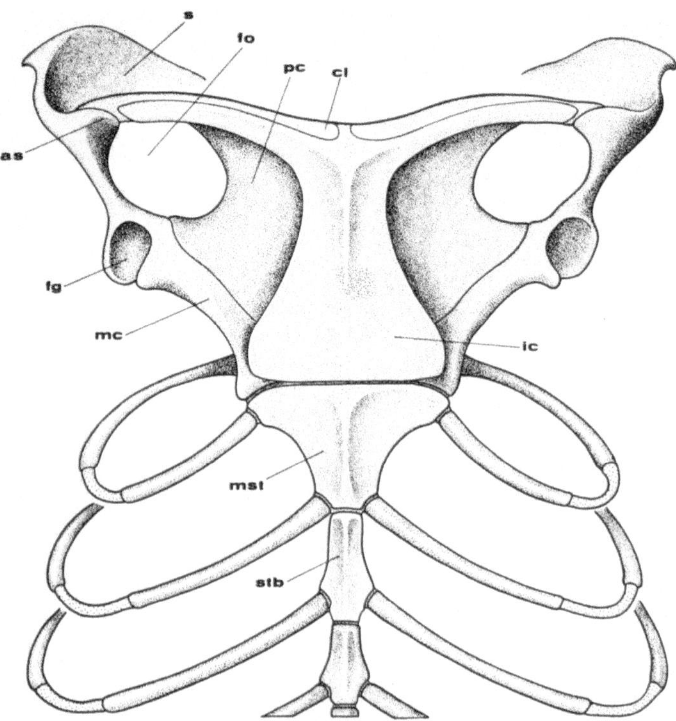

Abb. 1. Ventralansicht des Schultergürtels und des Brustbeins mit den ersten drei Rippen-paaren von *Ornithorhynchus anatinus* (Materialliste I, Nr. 1). Verzeichnis der Abkürzungen für alle Abbildungen befindet sich auf der S. 6

bleibt aber immer ein ziemlich breiter Knorpelstreifen erhalten. Seitlich nähert sich das breite Manubrium sterni den beiden Metacoracoidea. Dem Manubrium folgt weiter caudalwärts das Corpus sterni, das meist in Sternebrae gegliedert ist. Ein Processus xiphoideus kann vorhanden sein. Häufig fehlt er aber vollkommen.

Der Brustkorb ist kräftig und stabil gebaut. Bei allen drei Gattungen ist er deutlich dorsoventral abgeflacht. Er besteht aus 15—17 Rippenpaaren. Davon sind immer 6 Paare echte Rippen, mit direkter Verbindung zum Sternum. Die Zahl der „falschen" Rippen variiert von 7—8, und die der freien Rippen von 2—3. Die ventralen Teile der falschen Rippen sind stark abgeflacht und verbreitert. Die hinteren überlagern von unten her die vorderen. Dadurch entsteht eine massive Knochenspange, die sich vom Sternum beiderseits weit nach caudolateral erstreckt und erst bei den kurzen freien Rippen endet (Abb. 2A, 3A, 6A).

Die vorderen Extremitäten stehen auffallend seitlich und stark abgespreizt vom Rumpf (Abb. 3B). Es ist im Grunde genommen dieselbe Stellung, wie wir sie bei den tetrapoden Amphibien und Reptilien finden. Obwohl die Monotremen in mancher Hinsicht stark spezialisierte Formen sind, liegt es nahe, diese Bein-stellung als ein primäres Merkmal anzusehen. Gestützt wird diese Auffassung durch die altertümliche Konstruktion des gesamten Schultergürtels der Mono-tremen. Bei den höheren Säugetieren (Metatheria und Eutheria) beobachten wir

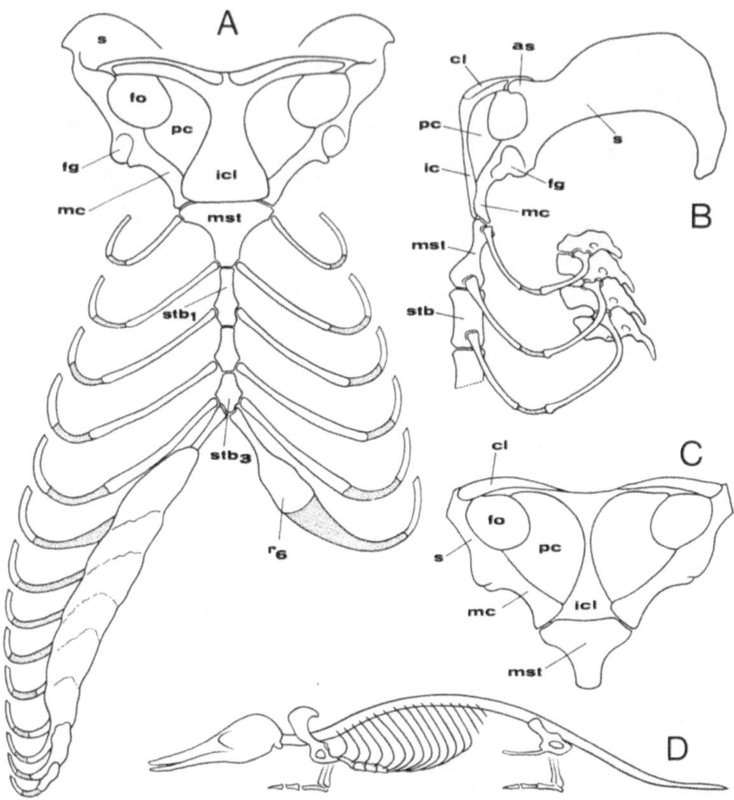

Abb. 2 A—D. *Ornithorhynchus anatinus* (Materialliste I, Nr. 1). A Schultergürtel, Brustbein und Brustkorb von ventral. Auf der rechten Hälfte sind nur die Sternalrippen dargestellt. B Schultergürtel, Brustbein und die ersten drei Rippen mit den zugehörigen Brustwirbeln 1—4 von lateral. C Detail des Schultergürtels und des Brustbeins von dorsal. D Ein Proportionsschema des Skeletes von *Ornithorhynchus anatinus* mit Darstellung der natürlichen Lage des Schultergürtels und des Brustbeins. Teilweise nach dem oben erwähnten Exemplar, z.T. nach den Photos von Gregory (1947)

dagegen eine völlig neue Bauweise des Schultergürtels und im Zusammenhang damit eine andere Stellung der Gliedmaßen. Hier stehen sie nicht mehr abgespreizt, sondern sind unter den Rumpf verlagert, d.h. Humerus und Femur sind nicht mehr seitlich, sondern nach unten gerichtet und dabei ist das Ellenbogengelenk nach caudal, das Kniegelenk nach cranial gedreht. Der Rumpf wird dadurch nicht mehr zwischen den Extremitäten getragen, sondern er lastet von oben auf ihnen. Diese Umkonstruktion steht zweifellos im Zusammenhang mit der Entwicklung der Bewegungsweise vom Kriechen bis zum Laufen. Dabei kam es zu einer gewissen Reduktion, vor allem im ventralen Bereich des Schultergürtels, der nicht mehr so stark beansprucht wurde. Metacoracoid, Procoracoid und Interclavicula sind verschwunden. Vom ganzen ventralen Teil des Schultergürtels ist nur die Clavicula erhalten geblieben, die medial beweglich am Sternum anschließt. Auch die Clavicula ist bei vielen Säugetieren stark reduziert oder sogar völlig rückgebildet, wie z. B. bei den Huftieren (Perissodactyla, Artiodactyla), bei einigen Raubtieren (Carnivora), Nagetieren (Rodentia) oder Hasentieren (Lagomorpha). Die wichtigste Aufgabe am Schultergürtel der höheren Säugetiere hat die Scapula übernommen. Sie ist dementsprechend meistens recht groß, plattenförmig und nicht mehr nach cranial, sondern nach caudal gerichtet. Sie legt sich völlig frei von dorsal oder lateral dem Brustkorb an und statt einer starren Verankerung ist sie nur mit Muskeln und Sehnen befestigt. Dieses Bauprinzip wurde auch bei jenen höheren Säugetieren erhalten, bei denen es sekundär zu einer extremen Seitenlage der vorderen Gliedmaßen kommt. So haben stark vom Rumpf abgespreizte Extremitäten viele schwimmenden Säugetiere (z. B. Sirenia, Cetacea, Pinnipedia) oder einige grabende Formen (z. B. *Talpa*). Es handelt sich aber stets um sekundäre Sonderanpassungen, bei denen man zwar weitere Rückbildungen oder Funktionswechsel beobachten kann, die aber nichts vom Grundbauplan des Schultergürtels der höheren Säugetiere eingebüßt haben.

Eine abgespreizte Stellung der Extremitäten als primärer Zustand ist unter allen Säugetieren nur den Monotremen vorbehalten. Es besteht kein Zweifel, daß diese Stellung mit dem altertümlichen Bau des starren ringförmigen Schultergürtels im Zusammenhang steht.

Tachyglossus und *Zaglossus* sind Grabtiere, die nach Böker (1935) zu den „pronatorischen Gräbern" gehören. Sie graben die Ameisen- und Termitenbauten aus und wühlen in der Erde, wobei die Grabbewegungen der vorderen Gliedmaßen nicht nach unten, unter den Bauch, sondern nach außen, seitwärts gehen (Marinelli, 1955). Im Grunde genommen dieselben Bewegungen üben die vorderen Extremitäten von *Ornithorhynchus* beim Schwimmen aus (Howell, 1937). *Ornithorhynchus* ist extrem an das Wasserleben angepaßt. Trotz dieser verschiedenen ökologischen Anpassungen ist der Brustschulterapparat bei *Tachyglossus* und *Zaglossus* wie auch bei *Ornithorhynchus* gleichartig gebaut. Dementsprechend ist die Brustschultermuskulatur bei allen drei Gattungen praktisch gleich ausgebildet (Mivart, 1866; Westling, 1889; McKay, 1895; Howell, 1937; Marinelli, 1955).

Scapula

Die Scapula der Monotremen ragt weit nach dorsal und cranial, so daß sie sich nicht an den Brust-, sondern an den Halsabschnitt der Columna vertebralis anlegt. Die innere, dem Hals zugewandte Fläche ist stark ausgehöhlt, so daß die beiden Scapularblätter den Hals fast ringförmig umklammern und mit ihren dorsalen Spitzen in der Mitte fast zusammentreffen (Abb. 3 B). Das Scapularblatt ist plattenförmig, länglich ausgezogen und läuft dorsoventral in einen Fortsatz — Processus dorsocaudalis — aus, der besonders bei *Ornithorhynchus* auffallend groß ist. Parker (1868) hat in diesem Fortsatz einen selbständigen Knochenkern festgestellt und bezeichnet diesen Scapularabschnitt als Suprascapula. Ein schmaler Knorpelsaum kommt in diesem Bereich vor, der bei sehr alten Exemplaren sekundär ossifizieren kann (*Zaglossus*, Abb. 5). Der vordere Rand des Scapularblattes bildet einen weiten cranial-konvexen Bogen, der bei *Ornithorhynchus* abgerundet, bei *Tachyglossus* und *Zaglossus* fast rechtwinklig geknickt ist. Der hintere Rand ist leicht konkav. An der äußeren Fläche des Scapularblattes befindet sich eine nicht sehr kräftige Spina scapulae; sie ist wahrscheinlich der Spina scapulae der Meta- und Eutheria nicht homolog. Vorn

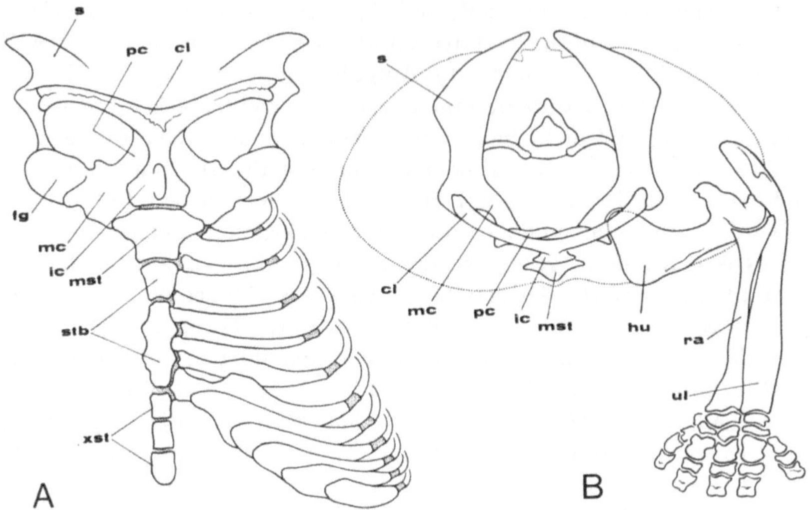

Abb. 3. A *Zaglossus bruijni* (Materialliste I, Nr. 5), Schultergürtel, Brustbein und eine Brust-
korbhälfte von ventral. B *Tachyglossus aculeatus* (Materialliste I, Nr. 3), Schultergürtel,
Brustkorbumriß und Teilskelet einer vorderen Extremität von cranial

trägt die Scapula ein Acromion, an das sich die Clavicula anlegt. Der ventro-
caudale Scapularwinkel ist verstärkt und bildet das Dach der nach ventrolateral
gerichteten großen Fossa glenoidalis.

Metacoracoid

Ungefähr in der Mitte der Fossa glenoidalis geht die Scapula in das Metacoracoid über. Bei allen von mir untersuchten Exemplaren gibt es an dieser
Stelle eine synostotische Verbindung der beiden Skeletelemente. Offensichtlich
ist hier nur bei jüngeren Tieren noch eine knorpelige Grenze erhalten, wie man
das z. B. in den Abbildungen von Parker (1868), Bütschli (1910) und Vialleton
(1924) sieht. Das Metacoracoid läuft von der Fossa glenoidalis in caudomedialer
Richtung und endet nicht sehr weit von der Mittellinie. Sein caudomediales Ende
legt sich an das Sternum und an die Interclavicula. Bei *Tachyglossus* und *Zaglossus* ist das Metacoracoid ziemlich breit und dick, bei *Ornithorhynchus* dagegen
schmal und stabförmig. An den vorderen Rand des Metacoracoids legt sich das
Procoracoid an.

Procoracoid

Das Procoracoid schließt dicht am cranialen Rand des Metacoracoids an.
Es beteiligt sich nicht an der Bildung der Fossa glenoidalis und liegt ziemlich
weit von ihr entfernt. Besonders bei *Ornithorhynchus* ist dieser Abstand relativ
groß. Mit dem Metacoracoid steht das Procoracoid in einer kontinuierlichen
syndesmotischen Verbindung. An den Skeleten von völlig ausgewachsenen Tieren
erscheint die Verbindungsstelle als eine Naht, die in seltenen Fällen sogar ossifizieren kann. Diese knöcherne Verwachsung fand ich am Skelet von *Zaglossus*

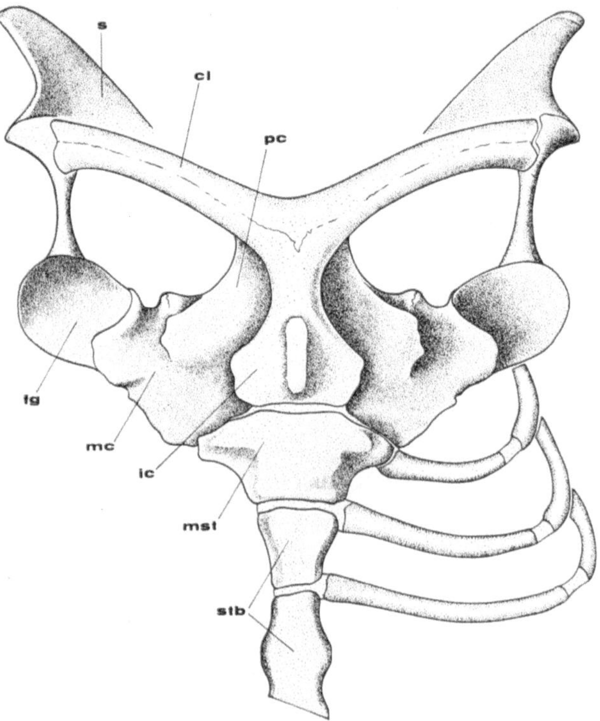

Abb. 4. *Zaglossus bruijni* (Materialliste I, Nr. 5), Schultergürtel und Teil des Brustbeins
mit den ersten drei Rippen von ventral

(Materialliste I, Nr. 5). Bei diesem Exemplar zeigen die Verbindungsstellen auf
beiden Körperhälften dorsal noch Spuren der früheren Suturae. An der Ventral-
seite sind aber beide Knochen vollständig synostosiert (Abb. 4 und 5 B). Ich
glaube jedoch, daß es sich hierbei um eine ziemlich seltene Erscheinung handelt,
da mir sonst kein anderer Fall einer synostotischen Verbindung des Metacoracoids
mit dem Procoracoid bei den Monotremen bekannt ist. Auch in der Literatur
wurde er bis jetzt nicht beschrieben.

Der Form nach ist das Procoracoid etwa halbmondförmig. Die innere, konkave
Kante dieses Halbmondes entspricht dem lateralen Rand des Procoracoids.
Dieser Rand nimmt an der Umgrenzung des großen Foramen obturatum teil.
Die konvexe Kante setzt sich zuerst an das Metacoracoid und verläuft weiter
in einem weiten Bogen nach mediocranial. Bei *Ornithorhynchus* reicht das Pro-
coracoid bis zum cranialen Rande des Clavicularbogens und kann diesen sogar
ein Stückchen überragen. Bei *Tachyglossus* und *Zaglossus* dagegen reicht das
Procoracoid nicht so weit nach vorn und hört dicht am caudalen Rand des
Clavicularbogens auf (Abb. 5 B und 6 B). Sehr groß ist das Procoracoid bei
Ornithorhynchus. Es ist auffallend breit und bildet eine dünne flache Scheibe,
die der Form nach einen allmählichen Übergang in die ebenfalls stark abgeflachte
Interclavicula darstellt. Bei den anderen beiden Monotremengattungen ist das

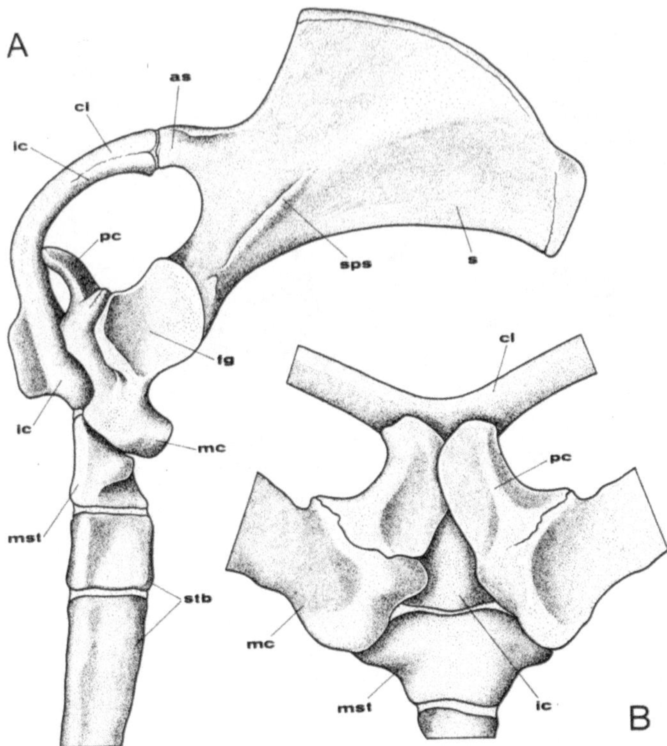

Abb. 5A u. B. *Zaglossus bruijni* (Materialliste I, Nr. 5). A Schultergürtel und Teil des Brustbeins von lateral. B Detail des Schultergürtels und des Brustbeins von dorsal

Procoracoid nicht so breit und erheblich dicker. Besonders bei *Zaglossus*, jedenfalls bei dem von mir untersuchten Exemplar, sind die beiden Procoracoidea ziemlich dick. Sie sind auch nicht ganz so flach, sondern deutlich nach ventral gekrümmt (Abb. 5A).

Die ventrale Vereinigung der Skeletelemente des Schultergürtels in der Medianlinie kann auf zwei verschiedene Weisen zustande kommen. Erstens, es kann zu einer festen Verbindung der beiden Hälften miteinander in der Mittellinie oder zu einer Befestigung an einem unpaaren Mittelstück (Interclavicula, Sternum) kommen. Zweitens können sich die beiden Hälften bis auf die gegenüberliegende Körperseite schieben, sich überlagern und aufeinander legen, ohne daß es dabei zu einer festen Verbindung käme. In solch einem Fall spricht man von Arcizonie. Meistens kommt es aber zu einer Kombination der beiden Typen. Die verschiedensten Zwischenstufen und Übergänge kann man am besten am Schultergürtel der Amphibien beobachten. Eine arcizonische Überlagerung kommt aber auch bei vielen Reptilien und sogar bei manchen Vögeln vor. Man nimmt an, daß durch die Arcizonie der Schultergürtel tragfähiger und elastischer wird. Bei den Monotremen schieben sich die Procoracoidea bis auf die gegenüberliegende Körperhälfte. Dabei überlagern sich ihre medialen Teile. Hier handelt es sich um eine Arcizonie, wie man sie bei manchen Reptilien findet. Bei Metatheria und Eutheria wird diese Art der Verbindung des Schultergürtels nicht beobachtet.

Die Verbindung des Schultergürtels durch Arcizonie soll bei den Monotremen die Regel sein. In der Literatur sind aber genauere Angaben hierzu jedoch sehr spärlich. Keine Angabe fand ich zur Frage, ob die Arcizonie bei den Monotremen auch völlig fehlen könne. Dennoch vermochte ich bei einem adulten *Ornithorhynchus* (Materialliste I, Nr. 1) keine Arcizonie festzustellen. Die beiden Procoracoidea erreichen in diesem Fall nicht einmal die Medianlinie (Abb. 2C). Bei dem anderen adulten *Ornithorhynchus* fand ich eine nur geringe arcizonische Überlagerung der beiden Procoracoidea. Bei dem Beuteljungen von 16,75 mm SSL (Materialliste II, Nr. 16) sowie bei dem Embryo von 10 mm SSL (Nr. 15) ist die Arcizonie deutlich zu beobachten. Bei jüngeren Stadien von *Ornithorhynchus* erreichen die Procoracoidea nicht einmal die Medianlinie. Die adulten Exemplare von *Tachyglossus* und *Zaglossus* in dem von mir untersuchten Material zeigen eine deutliche Arcizonie. Auch bei dem *Tachyglossus*-Beuteljungen von 25 mm SSL (Materialliste II, Nr. 19) und schon bei dem Embryo von 12,5 mm SSL (Nr. 18) ist die Arcizonie erkennbar (Abb. 32). Nach den Abbildungen von Nauck (1929) zu schließen, ist auch bei dem von ihm untersuchten *Tachyglossus*-Embryo eine arcizonische Überlagerung der beiden Procoracoidea vorhanden.

Im Grunde genommen kann bei der Arcizonie die linke Gürtelhälfte vor der rechten liegen, ebensogut wie die rechte vor der linken und das bei ein und derselben Art. Es wird jedoch bei den meisten Arten immer nur eine von den beiden Anordnungen bevorzugt. Bei den Monotremen liegt am häufigsten die linke Hälfte ventral von der rechten. Dies ist der Fall bei allen von mir untersuchten adulten Tieren. Wie die Anordnung bei meinem Material von Embryonen und Beuteljungen ist, läßt sich leider nicht feststellen, da nicht festzustellen war, wo sich die linke und wo die rechte Körperhälfte im Schnitt befindet. Literaturangaben über die Anordnung der Arcizonie bei den Monotremen sind äußerst spärlich. Parker (1868) schreibt, daß beim *Tachyglossus* die linke Hälfte ventral von der rechten liegt, beim *Ornithorhynchus* sollte es umgekehrt sein. Ob dieser Feststellung allgemeine Gültigkeit zukommt, ist zu bezweifeln. Alles, was bisher in diesem Punkt bekannt ist, läßt sich kurz zusammenfassen: Es wurde festgestellt, daß die linke Gürtelhälfte ventral von der rechten bei folgendem Material liegt: *Tachyglossus*, 2 Exemplare — Parker (1868), 1 Exemplar — Hanson (1920), 3 Exemplare — Marinelli (1955), 2 Exemplare — (eigene Befunde); *Zaglossus*, 1 Exemplar — (eigene Befunde); *Ornithorhynchus*, 1 Exemplar — (eigene Befunde). Daß die rechte Hälfte ventral von der linken liegt, wurde nur einmal festgestellt, und zwar bei *Ornithorhynchus*, 1 Exemplar — Parker (1868).

Clavicula

Die Clavicula legt sich an das Acromion scapulae an und läuft von hier aus nach medial und trifft sich bei *Tachyglossus* und *Zaglossus* mit der Clavicula der anderen Körperhälfte. Beide zusammen bilden dann einen weiten einheitlichen Bogen. Bei *Ornithorhynchus* endet die Clavicula kurz vor der Medianlinie; die linke Clavicula stößt nicht direkt auf die rechte, sondern beide legen sich von vorne an die Interclavicula an. Hierdurch wird bei *Ornithorhynchus* der weite Knochenbogen zwischen rechtem und linkem Acromion gebildet.

Interclavicula

Die Interclavicula bildet einen unpaaren T-förmigen Knochen in der Medianebene. Die breiten cranialen Arme erreichen mit ihrem ganzen vorderen Rand
die paarigen Claviculae. Bei alten Exemplaren können beide Skeletelemente
verschmelzen, so daß zwischen ihnen nur noch winzige Reste einer Sutura nachweisbar sind (*Zaglossus*, Abb. 4). Die cranialen Arme der Interclavicula reichen
bei *Tachyglossus* und *Zaglossus* lateral mit den Claviculae jeweils bis zum Acromion. Bei *Ornithorhynchus* enden sie seitlich noch vor dem Acromion, mit dem
nur die Claviculae in der Verbindung stehen. Der Körper der Interclavicula
läuft in der Mediane weit nach caudal. Er verbreitert sich und bedeckt von
ventral die medialen Ränder der beiden Procoracoidea und die mediocaudalen
Enden der Metacoracoidea. Mit ihrem breiten caudalen Teil legt sich die Interclavicula an das Manubrium sterni an. Der Körper der Interclavicula ist besonders
bei *Ornithorhynchus* sehr breit und abgeflacht. Die äußere ventrale Fläche erhebt
sich längs der Medianlinie in Form einer nicht sehr hohen Kante, die sogar bei
einzelnen Individuen einen markanten Kamm bilden kann, wie Parker (1868)
bei *Ornithorhynchus* feststellte. Ich habe eine solche Crista interclaviculae bei
Zaglossus (Abb. 4 und 5) beobachtet.

Sternum

Betrachtet man den Schultergürtel der Monotremen als reptilienähnlich und
altertümlich, erscheint einem dagegen das Sternum der Monotremen als eine
völlig moderne, typische Säugetier-Struktur. Das Sternum der Amphibien, Reptilien und Vögel ist, abgesehen von einigen unbedeutenden Ausnahmen, immer
ein einheitliches Stück von der Gestalt einer breiten Platte. Die Besonderheit
des Sternums der Säugetiere besteht darin, daß es länglich ausgezogen und in
mehrere hintereinander liegende Einzelteile gegliedert ist. Man unterscheidet:
1. Ein Manubrium sterni, das cranial von der Insertion des zweiten Rippenpaares liegt. 2. Mehrere Sternebrae, die zwischen den Insertionen aller übrigen
echten Rippen liegen und deren Zahl stark variiert. 3. Ein Processus xiphoideus,
der hinter der Insertion des letzten echten Rippenpaares frei nach caudal ragt.
Diese Grundgestalt des Sternums findet man bei den meisten Säugetieren. Zwar
können die Sternebrae gelegentlich zu einem einheitlichen Corpus sterni verschmelzen. Sekundär kann es dann sogar zur Verschmelzung aller Einzelteile
in Form einer einheitlichen Platte kommen. Dies ist aber äußerst selten (z. B.
Trichechus, Inia).

Das Manubrium sterni der Monotremen ist durch eine breite Synchondrosis
mit dem caudalen Rand der Interclavicula und mit den caudomedialen Rändern
der Metacoracoidea verbunden. Bei Skeletmaterial aus Sammlungen ist die knorpelige Zwischenmasse sehr stark eingetrocknet, so daß man die wahren Propor-
tionen nicht mehr feststellen kann. Erst bei frischem Material sieht man deutlich,
wie verhältnismäßig groß der Knorpelanteil auch bei völlig ausgewachsenen
Tieren ist (Abb. 6). Dasselbe trifft offenbar auch für die Knorpelverbindung
zwischen den beiden Procoracoidea sowie zwischen dem Manubrium und den
Sternebrae zu.

Der obere Rand des Manubriums ist breit und seitlich leicht nach caudal
umgebogen. An der breitesten Stelle des Manubriums, direkt unter dem oberen

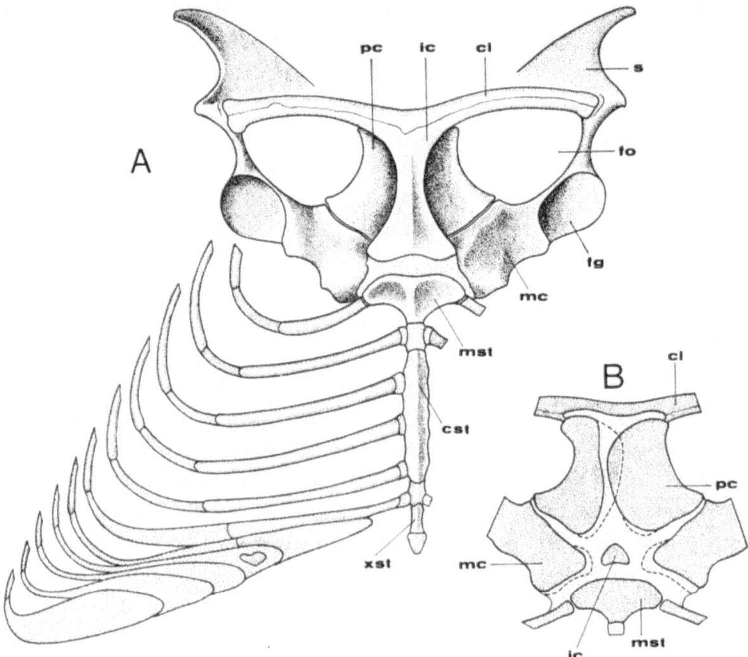

Abb. 6A u. B. *Tachyglossus aculeatus* (Materialliste I, Nr. 3). A Schultergürtel, Brustbein und eine Hälfte des Brustkorbes von ventral. B Detail des Schultergürtels und des Brustbeins von dorsal

Rand, sind die Sternalenden des ersten Rippenpaares gelenkig mit dem Manubrium verbunden. Seine beiden lateralen Ränder laufen in einem konkaven Bogen nach mediocaudal. Der caudale Abschnitt des Manubriums ist schmal, doch verhältnismäßig hoch. Der breite craniale Teil ist stark dorsoventral abgeflacht, auf seiner Innenseite völlig plan. Die äußere, ventrale Seite trägt in der Medianlinie oft eine schmale niedrige Kante. Sie ist bei *Ornithorhynchus* besonders deutlich (Parker, 1868; Huntington, 1918).

Eine Fortsetzung dieser Kante ist dann weiter caudal auch an den Sternebrae oder an dem verschmolzenen Corpus sterni zu beobachten. Dieser zweite Sternalabschnitt ist aber viel schmaler als das Manubrium und nicht dorsoventral, sondern lateral abgeflacht. Er erstreckt sich vom zweiten bis zum sechsten Rippenpaar.

Bei *Ornithorhynchus* sind meist drei Sternebrae ausgebildet (Parker, 1868; Huntington, 1918 und Gregory, 1947). Die beiden von mir untersuchten Skelete bestätigen diese Angaben. Dagegen finden wir in der Darstellung von Nuhn (1878) vier Sternebrae. Gegenbaur (1898) und Goodrich (1958) veröffentlichten Abbildungen, in denen zwar nur der vordere Abschnitt des Sternums dargestellt ist, der aber auch eine Gliederung in Sternebrae zeigt. Nur nach der Abbildung von Bütschli (1910) verschmelzen die Sternebrae in ein zweiteiliges Corpus sterni.

Bei *Tachyglossus* glaube ich die Tendenz zur Bildung eines einheitlichen Corpus sterni feststellen zu können, denn bei einem von mir untersuchten Exemplar (Nr. 4) finde ich die ersten zwei Sternebrae vereinigt, die dritte Sternebra bleibt selbständig, bei dem anderen (Nr. 4) sind alle Sternebrae zu einem einzigen Corpus sterni verschmolzen. Die Literatur bringt hierzu nur wenige Angaben. So haben in ihren Zeichnungen Westling (1889) und Marinelli (1955) je vier, Broom (1930) drei Sternebrae dargestellt.

Bei dem von mir untersuchten Exemplar von *Zaglossus* ist die erste Sternebra erhalten, die zweite verschmilzt jedoch mit der dritten. Aus der Literatur ist mir keine Angabe über die Gestalt des zweiten sternalen Abschnittes von *Zaglossus* bekannt.

Schon 1868 erwähnte Parker, daß der Processus xiphoideus bei *Ornithorhynchus* fehle. Dies bestätigen Angaben oder Abbildungen von Nuhn (1878), Bütschli (1910), Huntington (1918), Remane (1936), Gregory (1947) und Lessertisseur u. Saban (1967). Auch bei den von mir untersuchten Exemplaren ist ein Processus xiphoideus nicht vorhanden. Bei den Säugetieren ist das eine recht seltene Erscheinung. Von allen Sternalteilen variiert am auffälligsten die Form des Processus xiphoideus. So kann er nicht nur bei verschiedenen Arten, sondern manchmal auch bei ein und derselben Art ganz unterschiedlich ausgebildet sein oder auch völlig fehlen. Ich möchte dies jedoch nur als eine Abnormität werten. In der Regel fehlt er außer bei *Ornithorhynchus* nur noch bei den Cetacea, deren Sternum sowieso stark rückgebildet ist, und nach Angaben von Parker (1868), Remane (1936), Gegenbaur (1898) auch bei *Choloepus*.

Bei *Tachyglossus* dagegen ist der Processus xiphoideus ausgebildet. Ich fand ihn bei beiden untersuchten Exemplaren als einen nicht sehr langen stabförmigen Knochen, dessen freies caudales Ende knorpelig ist. Parker (1868) schreibt: "... in the absence of a free xiphisternum the *Echidna* agrees very closely with the *Ornithorhynchus*." Seine Behauptung wurde jedoch nicht bestätigt, denn auch Westling (1889), Broom (1930), Remane (1936), Lessertisseur u. Saban (1967) geben an, daß ein Processus xiphoideus bei *Tachyglossus* vorhanden ist.

Bei dem von mir untersuchten Exemplar von *Zaglossus* fand ich einen bemerkenswert großen Processus xiphoideus, der in drei synchondrotisch verbundene Teile gegliedert ist (Abb. 3 A). Es gelang mir leider nicht, eine Beschreibung oder Abbildung des Processus xiphoideus von *Zaglossus* in der Literatur zu finden, weshalb ich nicht entscheiden kann, ob es sich hier um eine normale Bildung oder um eine Abnormität handelt. Eine Gliederung des Processus xiphoideus in mehrere hintereinanderliegende Teile ist sonst bei den Säugetieren völlig unbekannt. Trotzdem halte ich das für durchaus möglich, da in der Ontogenese im Processus xiphoideus hintereinanderliegende Knochenkerne auftreten (einige Insectivora, Xenarthra, Rodentia).

Brustkorb

Die Rippen der Monotremen sind in eine Pars vertebralis und eine Pars sternalis geteilt. Zwischen diesen beiden Teilen, die völlig ossifiziert sind, liegt noch ein relativ langes knorpeliges Zwischenstück, so daß hier eigentlich eine dreiteilige Gliederung vorliegt, ähnlich wie bei vielen Reptilien. Ob diese Zwischenstücke selbständige Elemente sind, oder ob sie den unverknöcherten Teilen der Sternocostalia entsprechen, läßt sich schwer entscheiden. Das letztere scheint mir jedoch wahrscheinlicher zu sein. In der Literatur sind sie meist als Mesocostalia bezeichnet. Sechs Rippenpaare stehen in direkter Verbindung mit dem Sternum. Die Pars sternalis des sechsten Paares ist deutlich verbreitert. An sie legen sich die noch stärker verbreiterten ventralen Teile der falschen Rippen an. Die hinteren überlagern dabei von ventral die vorderen, so daß eine breite Knochenplatte entsteht, die vom caudalen Ende des Corpus sterni schräg nach caudolateral verläuft und erst bei den kurzen freien Rippen endet. Der ganze Brustkorb ist stabil gebaut. Bei *Tachyglossus* und *Zaglossus* ist er deutlich kräftiger, breiter, aber etwas kürzer und nicht so stark dorsoventral abgeflacht wie bei *Ornithorhynchus*. Die Zahl der Rippen variiert zwischen 15 und 17 Paaren (s. Tabelle 1).

Tabelle 1. Zahl der Rippen bei den untersuchten Monotremen

Art	Nr.	L/R	Costae verae	Costae spuriae	Costae fluctuantes	Costae insgesamt
Ornithorhynchus anatinus	1	L	6	7	3	16
(Shaw u. Nodder, 1799)	1	R	6	8	3	17
	2	L/R	6	8	3	17
Tachyglossus aculeatus	3	L/R	6	7	3	16
(Shaw u. Nodder, 1799)	4	L/R	6	7	2	15
Zaglossus bruijni	5	L/R	6	7	3	16
(Peters u. Doria, 1876)						

L = links, R = rechts, L/R = beiderseits.

Frühentwicklung

Ornithorhynchus anatinus, Embryonen 6,5 mm

Untersucht wurden Schnittserien von zwei Embryonen in dieser Größe, beide transversal geschnitten (Materialliste II, Nr. 6 und 7).

Bei diesen sehr jungen Embryonen handelt es sich um ein viel zu junges Stadium, um Genaueres über die Morphogenese des Schultergürtels und des Brustbeins daraus zu erfahren, denn bei ihnen kommt erst die Anlage der Wirbelsäule und der Rippen zum Vorschein. Lateral von den letzten Halswirbeln verdichtet sich das lockere Mesenchym zu einer wenig kompakten Zellmasse, die in einem nicht sehr breiten Streifen nach ventrolateral zieht. Das dürfte die Anlage der Coracoidscapularplatte sein, sie läßt sich aber nicht ganz genau abgrenzen. Die Anlagen von Clavicula, Interclavicula und Sternum haben sich noch nicht ausgebildet.

Ornithorhynchus anatinus, Embryonen 8,5 mm

Von diesem Stadium standen insgesamt vier Embryonen zur Verfügung, davon drei in Transversal-Schnittserien und eins wurde sagittal geschnitten (Materialliste II, Nr. 8—11). Nach der Schnittserie durch den Embryo Nr. 11 wurde ein Modell der Schultergürtel- und Brustbeinanlage in 180facher Vergrößerung angefertigt (Materialliste III, Nr. 20). Einige Embryonen sind in den Abb. 7—11 dargestellt. In diesem Stadium lassen sich erstmals die meisten Bauelemente des Schultergürtels und des Brustbeins deutlicher erkennen.

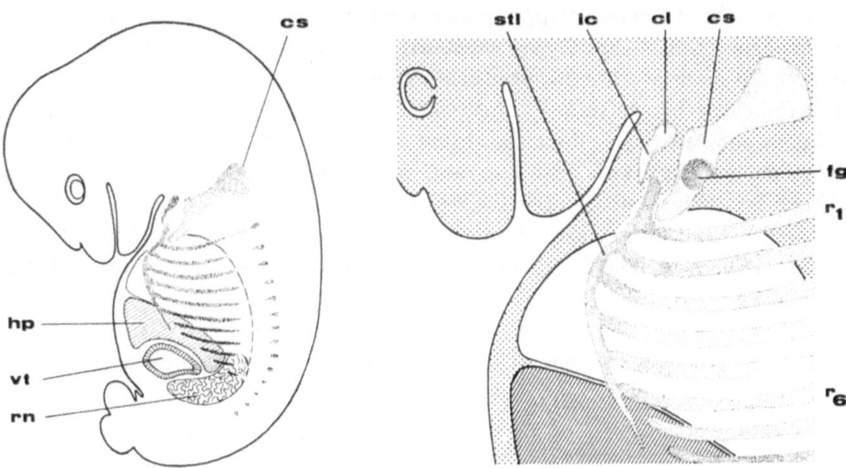

Abb. 7. *Ornithorhynchus anatinus*, Embryo 8,5 mm SSL, Materialliste II, Nr. 9. Schematische Darstellung der linken Anlage des Schultergürtels und des Brustbeins in einem Sagittalschnitt. Räumliche Anordnung und Proportionsverhältnisse sind angedeutet. Die linke Anlage ist von der rechten noch isoliert. Die Sternalleiste (*stl*) nähert sich vorne der Medianebene, hinten bleibt sie noch weit von dieser entfernt. Die Leiste steht in Verbindung mit den ersten sechs Rippen (r_1—r_6), dann zieht sie als schmaler Streifen noch weiter nach caudal und endet in der Höhe der achten Rippe. Links im Bild das Gesamtschema; rechts eine Detailansicht

In der Höhe des 5. und 6. Halswirbels differenziert sich beiderseits in der Körperwand der dorsale Teil der Coracoidscapularplatte. Der Dorsalrand der Platte ist ziemlich breit und seiner Länge nach leicht konkav. Ein suprascapularer Teil läßt sich in diesem Bereich noch nicht nachweisen. Der Dorsalrand ist auch nicht nach hinten ausgezogen, wie die Scapula von adulten Tieren, sondern vorn wie hinten stumpf abgewinkelt und bildet dann die vordere bzw. die hintere Kante des Scapularblattes. Das Blatt der Scapula verläuft schräg nach ventrocaudal und nimmt allmählich an Breite ab. Weder eine Anlage der Spina scapulae noch eine Anlage vom Acromion ist nachweisbar. An der Stelle, wo später das Acromion auftritt, können wir bei diesem Stadium nur eine scharfe Kante finden, der die Clavicularanlage anliegt. An dieser Stelle biegt der Vorderrand des Schulterblattes nach caudalwärts ab. Ihr entspricht eine leichte Biegung des Hinterrandes in derselben Richtung. Das Blatt nimmt hier an Dicke zu und bildet eine große Gelenkgrube für den Humeruskopf. Von dieser Grube an, Fossa glenoidalis, zieht die Coracoidscapularplatte nicht mehr so stark nach ventral, sondern eher nach medial. Dicht hinter der Fossa glenoidalis befindet sich die engste Stelle der Coracoidscapularplatte, die nur sehr wenig abgeflacht ist und im Querschnitt fast eine rundliche Form hat. Dieser Abschnitt entspricht der Anlage des Metacoracoids, genauer gesagt dessen Pars scapularis. Weiter nach medial verbreitert sich die Platte schnell wieder. In diesem Bereich kommt es zu einer leichten Drehung und dadurch zu einer neuen Orientierung der breiten Blattfläche, die jetzt nicht mehr nach lateral, sondern nach ventral blickt. Das Blatt zeigt eine fast dreieckige Form. Seine am weitesten lateral gelegene Ecke liegt an der schmalen Stelle unter der Fossa glenoidalis. Die zweite Ecke befindet sich weiter caudal, dicht an der ersten Rippe und nicht weit von dem lateralen Rand der Sternalleiste. Der Bereich der zweiten Ecke entspricht dem sternalen Teil des Metacoracoids. Die dritte Ecke ragt weit nach medial und reicht von vorn bis über den cranialen Rand der Sternalleiste. Dieser Bereich entspricht der Anlage des Procoracoids. Mit diesem Teil schiebt sich die Coracoidscapularplatte am weitesten dem gegenüberliegenden Teil der anderen Körperhälfte entgegen. Keine der beiden erreicht jedoch die Mittellinie.

Die gesamte Coracoidscapularplatte bildet eine einzige Struktur, die noch nicht in die drei später erkennbaren Elemente, Scapula, Metacoracoid und Procoracoid gegliedert ist. Die ganze Struktur besteht aus einem Vorknorpelgewebe, das in dem dorsalen Teil der Platte deutlich reifer ist als in dem ventralen Teil.

An der Kante am Vorderrand der Coracoidscapularplatte, wo das künftige Acromion liegt, schließt ein schmaler Streifen verdichteten Mesenchyms an. Es ist die Anlage der Clavicula. Von hier aus verläuft sie nach ventromedial. Sie zieht dicht an dem Vorderrand der Coracoidscapularplatte entlang, ohne jedoch noch einmal mit ihr Kontakt aufzunehmen. Medial reicht sie bis zum cranialen Ende der Sternalleiste und endet frei im undifferenzierten Mesenchym der vorderen Brustwand. Die Form der Clavicularanlage läßt sich nicht bei allen untersuchten Embryonen dieser Größe einwandfrei feststellen. Das gilt vor allem für den Embryo Nr. 8, bei dem noch keine Mesenchymverdichtung im Bereich der künftigen Clavicularanlage vorhanden ist. Auf den Sagittalschnitten von Embryo Nr. 9 sieht man zwar schon eine deutliche Mesenchymverdichtung, in der sich aber die Clavicularanlage von der benachbarten Anlage der Pars desmalis interclaviculae kaum unterscheiden läßt. Außerdem geht sie nach medial praktisch ohne jede erkennbare Grenze in das undifferenzierte Mesenchym über. Bei den Embryonen Nr. 10 und 11 läßt sich die Form der Clavicularanlage ziemlich genau bestimmen. Bei Embryo Nr. 10 kann man im lateralen Bereich der Anlage sogar die ersten Ossifikationsvorgänge beobachten. Zwischen den Zellen des stark verdichteten Mesenchyms treten die ersten Knochenbälkchen auf.

Von der ventralen Seite her legt sich dicht an die Clavicularanlage eine andere mesenchymale Verdichtung. Es ist die Anlage der Pars desmalis interclaviculae. Sie tritt ebenso wie die Clavicula paarig auf. Ihre schmale laterale Spitze schließt eng an die Clavicula, nicht weit von der Anlage des Acromions, an. Von hier aus folgt sie der Clavicula, reicht aber weiter nach medial und caudal. Die Clavicula ist in ihrem Durchschnitt mehr oder weniger rundlich geformt, und zwar ihrer ganzen Länge nach. Die Interclavicula dagegen ist stark abgeflacht und bildet, besonders in ihrem medialen Teil, eine breite Platte. Sie bedeckt dann von ventral nicht nur die Clavicula, sondern auch noch den cranialen Teil der Sternalleiste. Histologisch gilt für diese Interclavicularanlage praktisch dasselbe, was schon über die Clavicula gesagt wurde. Bei Embryo Nr. 8 ist die Anlage noch kaum erkennbar. Bei Embryo Nr. 9 bildet sich eine Mesenchymalverdichtung, die eng mit der Clavicularanlage verbunden ist. Erst bei den Embryonen Nr. 10 und 11 erkennt man die Interclavicularanlagen als selbständige Mesenchymalverdichtungen, die auch gegen ihre Umgebung ziemlich deutlich abgegrenzt sind. Bei Embryo Nr. 10 lassen sich auch schon die ersten Spuren einer desmalen Ossifikation nachweisen.

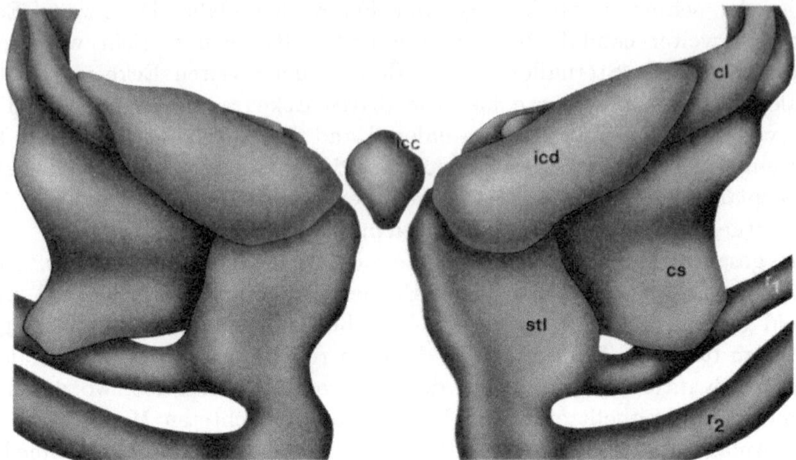

Abb. 8. *Ornithorhynchus anatinus*, Embryo 8,5 mm SSL. Modell des Schultergürtels und des Brustbeins von ventral (Materialliste III, Nr. 20). Vergr.: Modell 180fach; Abb. etwa 90fach

In der Medianebene, zwischen den paarigen Anlagen der Pars desmalis interclaviculae und der paarigen Sternalleisten, die sich von links und rechts der Medianlinie nähern, ohne diese jedoch zu erreichen, befindet sich eine kleine unpaare Mesenchymverdichtung. Sie ist rundlich, dorsoventral leicht abgeflacht und etwas nach caudal ausgezogen. Wie man aus dem späteren Verlauf der Morphogenese ersehen wird, entspricht diese mesenchymale Verdichtung der Anlage der Pars chondralis interclaviculae. Bei Embryo Nr. 8 ist sie noch nicht zu sehen. Bei Embryo Nr. 9 zeigt diese Mesenchymverdichtung mehr oder weniger die Form einer Brücke zwischen den beiden paarigen Interclavicularanlagen, ohne eine schärfere Abgrenzung. Erst bei den Embryonen Nr. 10 und 11 ist sie als eine selbständige Anlage hinreichend deutlich erkennbar.

Das Sternum wird in Form von zwei paarigen Leisten angelegt, die sich dicht an die ventralen Rippenenden anschließen. Am besten sieht man die Gestaltung dieser Anlage bei dem sagittal geschnittenen Embryo Nr. 9. Jede Sternalleiste zieht als ein Mesenchymalstreifen, der cranial noch eine kurze Strecke vor der ersten Rippe beginnt, sich dann aber eng an die Ventralenden der ersten sechs Rippen anlegt, um noch etwas weiter caudal als ganz schmaler Streifen im undifferenzierten Mesenchym der Körperwand in Höhe der achten Rippe zu enden. Die caudalen Abschnitte der beiden Leisten sind noch weit von der Medianlinie entfernt. Von der ursprünglich dorsolateralen Lage schieben sich die paarigen Sternalleisten während der Morphogenese zusammen mit den ventralen Rippenenden nach ventromedial. Später verschmelzen sie in der Medianebene. Dies ist die übliche morphogenetische Entstehungsweise für das Sternum bei allen Säugetieren. Dieser Vorgang verläuft am schnellsten im cranialen Bereich, wo sich bei diesem Stadium die beiden Leisten zu nähern beginnen. Die Medianlinie erreichen sie bis jetzt jedoch noch nicht. Der innere Rand der beiden Sternal-

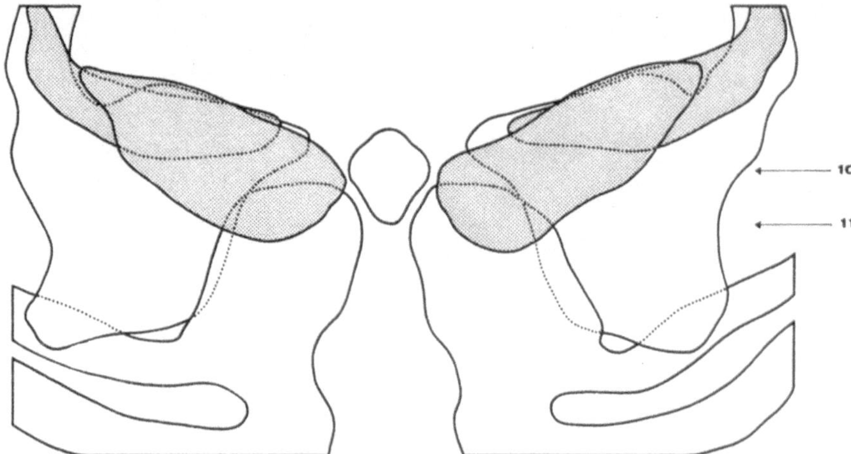

Abb. 9. Umrißzeichnung des gegenüberstehenden Modells. Blick auf die Begrenzung der Strukturen, die bei dem Modell verdeckt sind. Vorknorpelig präformierte Anlagen hell, desmale Anlagen dunkel. Die Pfeile rechts zeigen die Lage der Schnittebenen in den Abb. 10 und 11

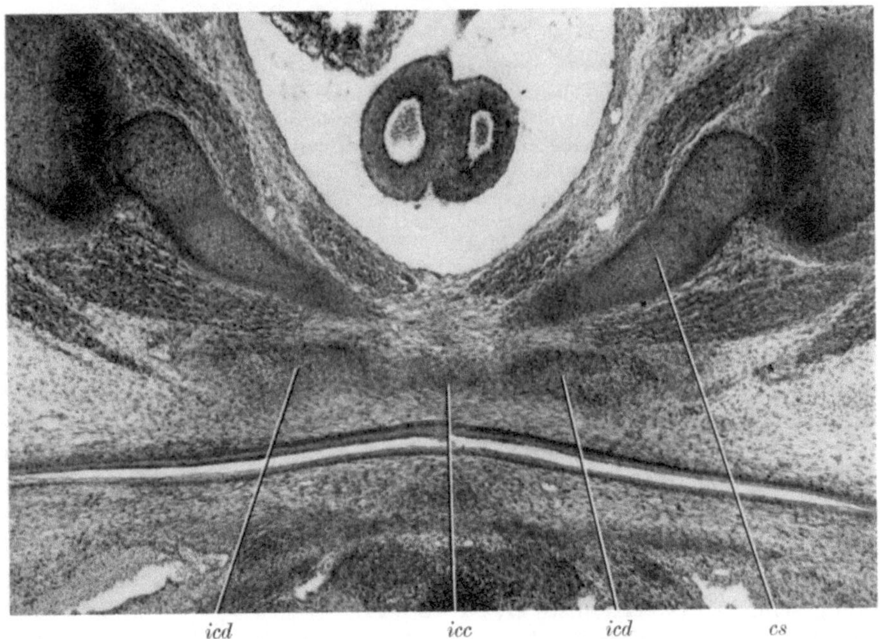

Abb. 10. *Ornithorhynchus anatinus*, Embryo 8,5 mm SSL, Materialliste II, Nr. 11. Transversalschnitt durch die Anlage des Schultergürtels (vgl. Abb. 9). Ventral von den Coracoidscapularplatten (*cs*) liegen die paarigen Anlagen der Pars desmalis interclaviculae (*icd*) und in der Medianebene die unpaare Pars chondralis interclaviculae (*icc*). Vergr. 65fach

leisten endet ungefähr in der Entfernung der Medianlinie, in der auch die inneren Ränder der paarigen Pars desmalis interclaviculae enden. Die beiden eben ge-

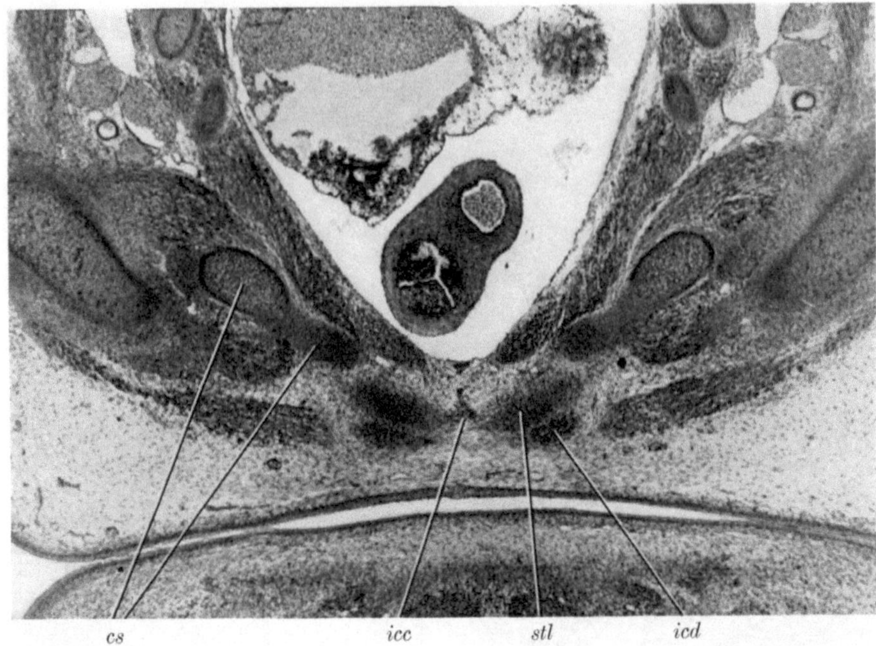

Abb. 11. *Ornithorhynchus anatinus*, Embryo 8,5 mm SSL, Materialliste II, Nr. 11. Transversalschnitt durch die Anlage des Schultergürtels und der Sternums (vgl. Abb. 9). Im Schnitt sind die coracoidalen Abschnitte der Coracoidscapularplatte (*cs*), die Sternalleisten (*stl*) und die Anlagen der Pars desmalis interclaviculae (*icd*) getroffen. Die unpaare Anlage der Pars chondralis interclaviculae (*icc*) ist in dieser Schnitthöhe nur in ihrem schmalen caudalen Ende getroffen. Vergr. 65fach

nannten Anlagen überlagern sich teilweise, so daß die Sternalleisten, genauer gesagt deren craniale Enden, von den Interclavicularanlagen von ventral her bedeckt wurden. Beide liegen dicht beieinander als breite, stark abgeflachte Platten. Die cranialen Abschnitte der Sternalleisten, die noch vor dem ersten Rippenpaar liegen, sind nämlich viel breiter als die caudalen Abschnitte. In der unmittelbaren Nähe der eben erwähnten Überlagerung befindet sich median die unpaare Anlage der Pars chondralis interclaviculae.

Ornithorhynchus anatinus, Embryonen 9 mm

Es wurden drei Embryonen dieser Größe untersucht, zwei davon quer, einer frontal geschnitten (Materialliste II, Nr. 12—14).

Die Anlage des Schultergürtels und des Brustbeins gleicht in den wesentlichen Merkmalen den oben besprochenen Embryonen von 8,5 mm. Im dorsalen Teil der Coracoidscapularplatte finden wir so gut wie keine Unterschiede. Kleine Änderungen betreffen den ventralen Teil der Platte, vor allem das Procoracoid. Dieser Abschnitt ist deutlich breiter und reicht weiter nach medial, als bei den jüngeren Stadien. Die Medianebene erreicht er jedoch nicht. Auch das blastematöse Vorknorpelgewebe dieses ventralen Abschnittes der Coracoscapularplatte ist deutlich reifer geworden und gegen seine Umgebung schärfer abgegrenzt.

Die Claviculae der beiden Körperseiten schieben sich weiter gegeneinander vor. Bei Embryo Nr. 12 kommt es sogar erstmals zu ihrer ₁Verschmelzung in der Medianebene. Die Verbindungsstelle ist durch eine mesenchymale Verdichtung gekennzeichnet. Fast in der ganzen Länge der Claviculae beginnt die desmale Ossifikation.

Auch die paarigen Anlagen der Pars desmalis interclaviculae sind weiter nach medial vorgeschoben. Ihr verdichtetes Mesenchym zeigt nur in den lateralen Abschnitten erste Spuren einer Knochenbildung.

Die unpaare mesenchymale Anlage der Pars chondralis interclaviculae läßt sich nur undeutlich abgrenzen. Bei Embryo Nr. 14 ist sie kaum zu erkennen. Bei Embryo Nr. 12 bildet sie eine breite Brücke zwischen den paarigen Anlagen der Pars desmalis interclaviculae und steht gleichzeitig in einer engen Verbindung mit den cranialen Rändern der Sternalleisten. Als ein relativ isoliertes selbständiges Gebilde ist sie nur bei Embryo Nr. 13 erkennbar, bei dem sie ungefähr so ausgebildet ist, wie wir das bei den 8,5 mm großen Embryonen Nr. 10 und 11 festgestellt haben.

Die cranialen Abschnitte der Sternalleisten haben beinahe schon die Medianebene erreicht. Am weitesten ist dieser Vorgang bei Embryo Nr. 14 fortgeschritten, bei dem sich die Sternalleisten der beiden Körperhälften direkt aneinander anlegen. Es kommt jedoch noch nicht zu ihrer Verschmelzung. Die Kontaktstelle begrenzt sich nur auf einen recht kurzen cranialen Abschnitt, bis zu der Höhe, wo sich die Sternalleisten an das erste Rippenpaar anschließen. Von hier aus laufen die Sternalleisten nach caudal immer mehr und mehr auseinander. Sie enden weit von der Medianlinie entfernt in der lateralen Körperwand. Wie bei den 8,5 mm großen Embryonen verbinden sich die Sternalleisten mit der ersten bis sechsten Rippe. Als schmale Streifen reichen sie dann noch weiter caudalwärts bis in die Höhe der achten Rippe.

Ornithorhynchus anatinus, Embryo 10 mm

Für meine Untersuchungen stand ein frontal geschnittener Embryo dieser Größe zur Verfügung (Materialliste II, Nr. 15). Nach Mikroaufnahmen wurde eine graphische Rekonstruktion hergestellt (Materialliste II, Nr. 21). Der Embryo ist auf Abb. 12—16 dargestellt.

Die Coracoidscapularplatte ist groß. Es läßt sich keine Gliederung in die drei später selbständigen Teile, Scapula, Metacoracoid und Procoracoid erkennen. Der dorsale, scapulare Abschnitt der Platte hat die Form eines breiten Blattes, dessen Oberrand weiter als bei jüngeren Stadien nach dorsal ragt und ungefähr die Höhe des Rückgrates erreicht. Am Vorderrand der Scapula befindet sich ein Ausläufer als Anlage des Acromions. Der mittlere Teil der Coracoidscapularplatte zwischen Acromion und Fossa glenoidalis ist noch schmaler als bei den jüngeren Stadien. Die vordere Kontur fällt vom Acromion nach mediocaudal in einem stark konkaven Bogen ab. Dadurch entsteht zwischen der Coracoidscapularplatte und der Clavicula eine schmale Lücke als erste Andeutung des späteren Foramen obturatum. Unter der Fossa glenoidalis, weiter nach medial, verbreitert sich die Coracoidscapularanlage in eine stark abgeflachte Platte, die den Anlagen des Metacoracoids und Procoracoids entspricht. Beide Elemente lassen sich weder voneinander noch von der Anlage der Scapula abgrenzen.

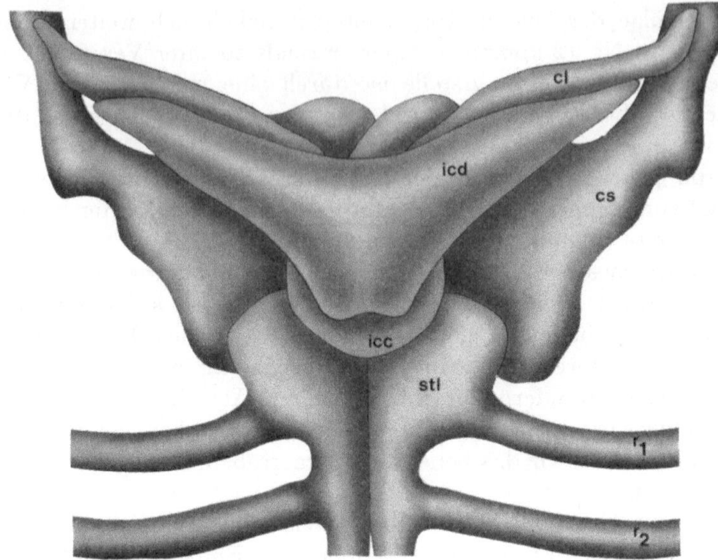

Abb. 12. *Ornithorhynchus anatinus*, Embryo 10 mm SSL. Modell des Schultergürtels und des Brustbeins von ventral (Materialliste III, Nr. 21). Vergr.: Modell 120fach; Abb. etwa 60fach

Die Platte hat nicht mehr eine dreieckige Form, wie bei den jüngeren Stadien. Ihre mediale Kante ist stark abgerundet, geradezu konvex. Sie schiebt sich so weit medial, daß sie sogar die Medianlinie überschreitet und auf die andere Körperhälfte hinüberreicht. Die beiden gegenüberliegenden Platten überlagern sich arcizonisch. Dieser Embryo ist das jüngste Stadium von *Ornithorhynchus*, bei dem die Arcizonie festgestellt wurde. Cranial ragt die Platte weit über den vorderen Rand der Claviculae, caudal reicht sie fast bis zur ersten Rippe. Das Gewebe der ganzen Coracoidscapularplatte besteht aus reifem Chondroblastem, das im dorsalen, scapularen Abschnitt der Platte charakteristische Züge eines jungen Knorpels zeigt.

Die Clavicula schließt dicht an das Acromion an. Sie läuft schräg nach medial, erreicht jedoch nicht die Medianlinie und trifft nicht mit der Clavicula der anderen Körperhälfte zusammen. Dies kann wohl ein Ausdruck einer individuellen Variabilität sein, denn wir haben schon bei jüngeren Stadien verschmolzene Claviculae nachgewiesen und auch bei älteren Stadien oder bei adulten Tieren können die Claviculae dann einen einzigen Bogen bilden. Die Clavicula, ebenso wie die Pars desmalis interclaviculae, zeigt in ihrer Morphogenese eine ziemlich große Variabilität. Wir werden noch später bei *Tachyglossus* darauf ausführlich eingehen.

Die Pars desmalis interclaviculae erreicht seitlich nicht das Acromion. Sie legt sich eng an die Claviculae an und geht nach medial. Der paarige Ursprung kommt nicht mehr zum Vorschein, weil die Anlagen beider Körperhälften in der Medianlinie breit und ohne jede sichtbare Grenze verschmolzen sind. Die ganze Anlage hat die Form eines flachen Schildes, dessen oberer Rand weit nach lateral zieht. Sein Mittelstück ist recht breit und der untere Rand bildet eine enge Basis.

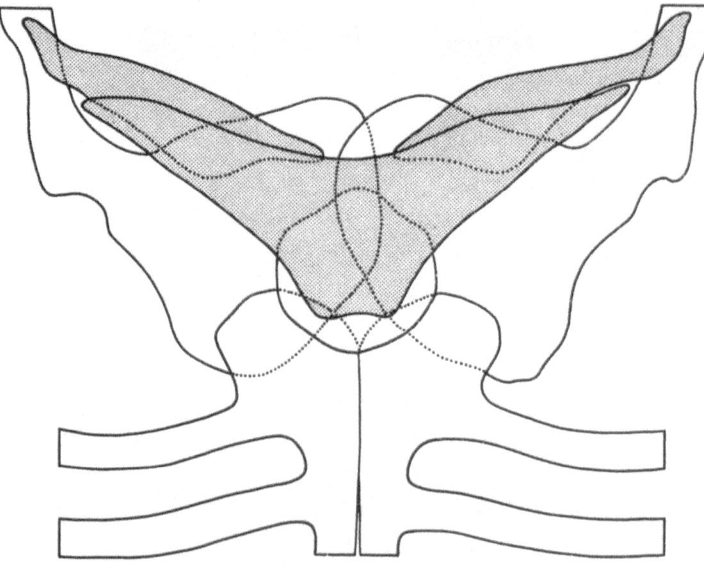

Abb. 13. Umrißzeichnung des gegenüberstehenden Modells. Blick auf die Umrisse der Strukturen, die bei der Ventralansicht nicht zum Vorschein kommen. Knorpelige Anlagen hell,
desmale Anlagen dunkel

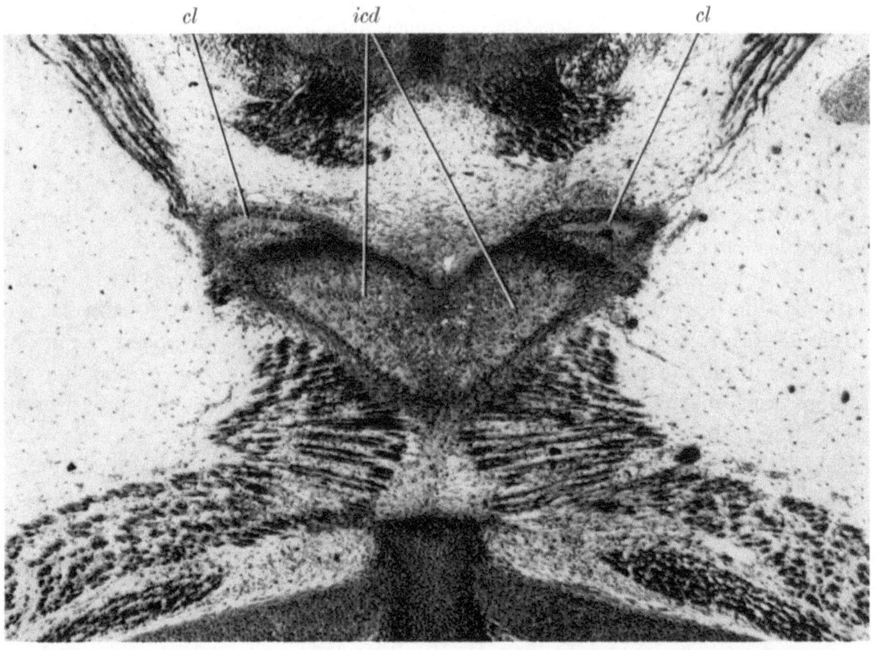

Abb. 14. *Ornithorhynchus anatinus*, Embryo 10 mm SSL, Materialliste II, Nr. 15 (vgl. Abb. 12),
Frontalschnitt durch die Claviculae (*cl*) und durch die Pars desmalis interclaviculae (*icd*)
deren ursprünglich paarige Anlagen bei diesem Stadium schon in der Medianlinie verschmolzen
sind. Vergr. 55fach

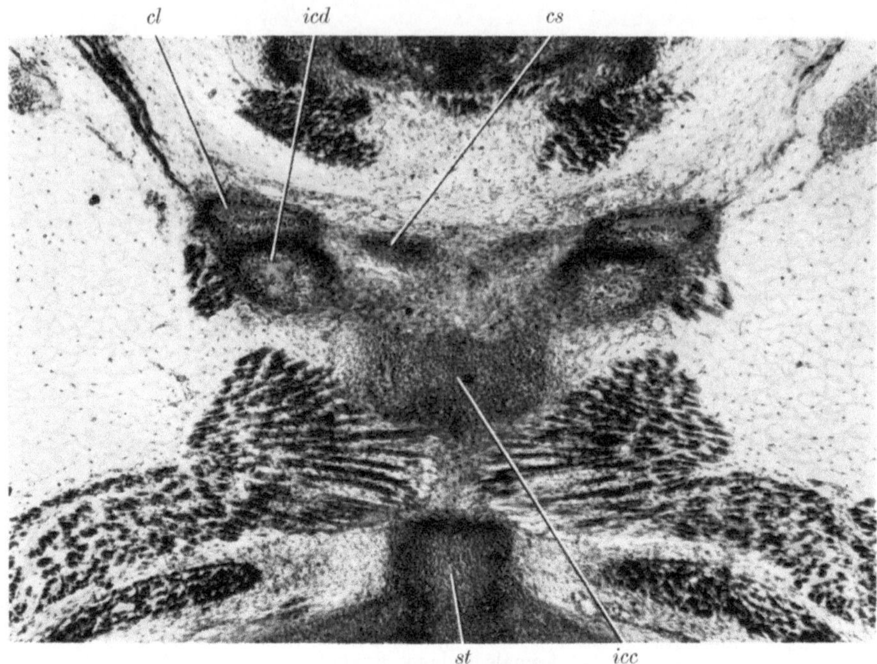

Abb. 15. *Ornithorhynchus anatinus*, Embryo 10 mm SSL, Materialliste II, Nr. 15 (vgl. Abb. 12). Frontalschnitt durch die Anlage des Schultergürtels und des Sternums. Die Schnitthöhe liegt etwas weiter dorsal als in der Abb. 14. Neben der Clavicula (*cl*) und der Pars desmalis interclaviculae (*icd*) kommt auch der procoracoidale Abschnitt der Coracoidscapularplatte (*cs*) zum Vorschein. In der Medianebene ist die unpaare Pars chondralis interclaviculae (*icc*) getroffen. Vergr. 55fach

Am Rande der Basis lassen sich caudal zwei kleine Höcker erkennen, die man als Andeutung des paarigen Ursprungs ansehen dürfte. Dies Gewebe, ebenso wie das der Clavicula, zeigt deutlich desmale Ossifikationsvorgänge.

Dorsal hinter dem breiten Schild der Pars desmalis interclaviculae und von ihm fast völlig bedeckt befindet sich die unpaare Pars chondralis interclaviculae. Sie reicht cranial fast bis zu dem oberen Rand der Pars desmalis. Caudal legt sie sich dicht an die cranialen Enden der Sternalleisten. Von dorsal her ist sie von den arcizonisch sich überlagernden medialen Teilen der Coracoidscapularplatte völlig bedeckt. Die Form der Anlage ist rundlich bis oval, von dorsolateral her sehr stark abgeflacht. In diesem Bereich ist noch kein Knorpel gebildet. Dennoch läßt sich das einheitliche Blastem, aus dem später die knorpelige Anlage der Pars chondralis hervorgeht, mehr oder minder deutlich gegen die umgebenden Strukturen abgrenzen. Dieses Blastem gibt ungefähr die Form des knorpeligen Abschnittes wieder, wie sie der ältere Embryo von *Ornithorhynchus* erkennen läßt.

Die Sternalleisten beginnen in ihrem cranialen Bereich der Länge nach miteinander zu verschmelzen. In der Medianlinie läßt sich jedoch eine nicht sehr deutliche Grenze zwischen den paarigen Anlagen erkennen, die von cranial her bis ungefähr in die Höhe des zweiten Rippenpaares läuft. Weiter caudal verlaufen die beiden Sternalleisten voneinander deutlich getrennt. Sie reichen beiderseits

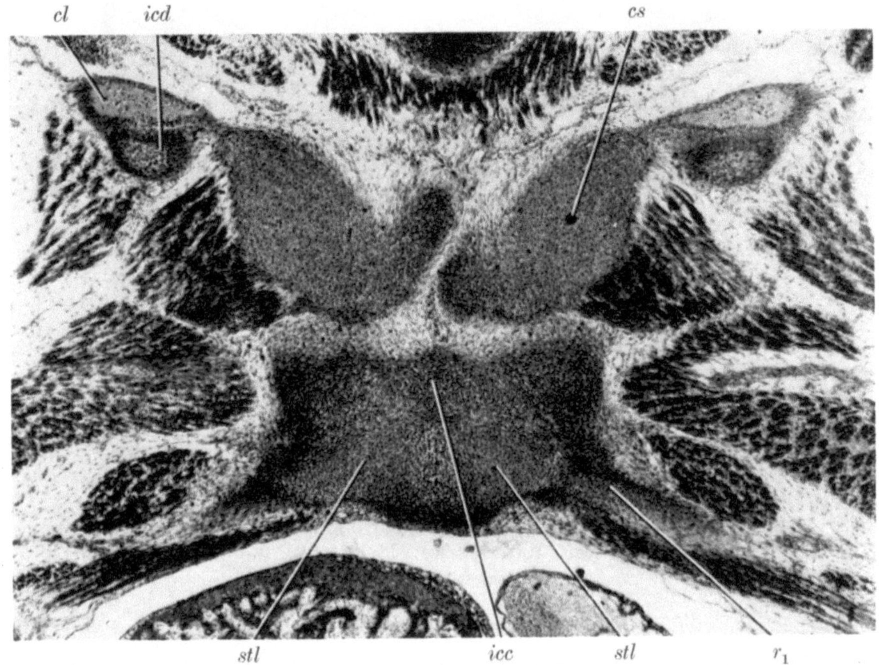

Abb. 16. *Ornithorhynchus anatinus*, Embryo 10 mm SSL, Materialliste II, Nr. 15 (vgl. Abb. 12). Frontalschnitt durch die Anlage des Schultergürtels und des Sternums. Die Schnitthöhe liegt etwas weiter dorsal als in der Abb. 15. Caudomedial von den Anlagen der Clavicula (*cl*) und der Pars desmalis interclaviculae (*icd*) sieht man die breiten Coracoidplatten (*cs*), die in der Medianlinie schon eine arcizonische Überlagerung zeigen. In der Medianebene weiter caudal ist noch ein Teil der Pars chondralis interclaviculae (*icc*) getroffen, an den sich die cranialen Enden der Sternalleisten (*stl*) anlegen. Vergr. 55fach

bis zu den Enden des sechsten Rippenpaares. Ihre caudalen Ausläufer enden frei in der Höhe zwischen dem siebten und achten Rippenpaar. Die Sternalanlage ist ebenso wie die Anlage der Pars chondralis interclaviculae bei diesem Stadium vorerst noch nicht als Knorpel, sondern als Blastem ausgebildet, das sich jedoch gegen das umgebende Mesenchym und gegen andere blastematöse Strukturen ziemlich deutlich abgrenzen läßt.

Ornithorhynchus anatinus, Embryo 16,75 mm

Für meine Untersuchungen stand mir ein Embryo dieser Größe zur Verfügung. Er wurde transversal geschnitten (Materialliste II, Nr. 16). Ein plastisches Modell des Schultergürtels und des Brustbeins wurde angefertigt (Materialliste III, Nr. 22). Der Embryo ist auf Abb. 17—22 dargestellt.

Die Coracoidscapularplatte dieses Embryos ist noch immer einheitlich ausgebildet. Eine dreiteilige Gliederung in Scapula, Metacoracoid und Procoracoid läßt sich zwar der Form nach erkennen, jedoch nicht histologisch abgrenzen. Das reife Knorpelgewebe des dorsalen Abschnittes geht allmählich und ohne jede Grenze in das junge Knorpelgewebe des ventralen Abschnittes über. Der dorsale Abschnitt entspricht der Scapula, der ventrale dem Metacoracoid und dem Procoracoid.

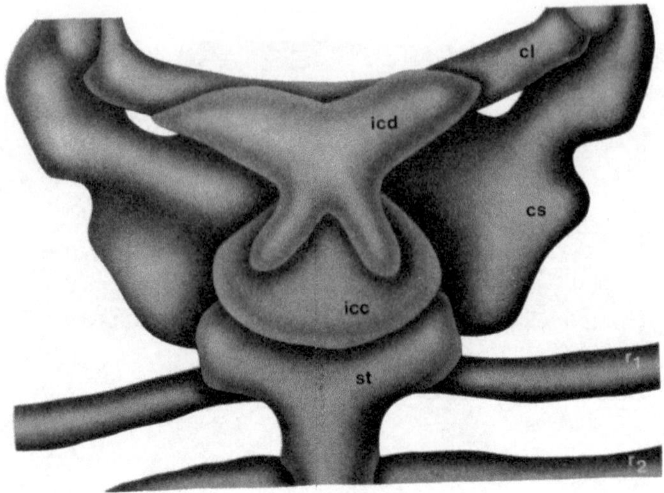

Abb. 17. *Ornithorhynchus anatinus*, Beuteljunges 16,75 mm SSL. Modell des Schultergürtels und des Brustbeins von ventral (Materialliste III, Nr. 22). Vergr.: Modell 75fach; Abb. etwa 35fach

Die Scapula ragt weit nach dorsocranial und beginnt die Halswirbelsäule beiderseits nach lateral her zu umgeben. Die dem Hals zugewandte Fläche ist aber noch nicht ausgehöhlt, wie im adulten Zustand, sondern fast flach. Von der Fossa glenoidalis läuft die vordere Kante der Scapula zuerst leicht konkav nach dorsocranial. Hier trägt sie ein kleines Acromion. Vom Acromion aus weist die vordere Kante weiter in dorsocranialer Richtung, dann biegt sie aber im weiten konkaven Bogen nach dorsocaudal. Hier endet das breite Scapularblatt mit einer abgerundeten Ecke im Bereich des späteren Processus caudalis. Die hintere Kante der Scapula erstreckt sich in einem einzigen, leicht konkaven Bogen von der Fossa glenoidalis bis zum Processus caudalis. Eine Spina scapulae fehlt.

Der ventrale Abschnitt der Coracoidscapularplatte ist in der Nähe von Fossa glenoidalis ziemlich schmal. Er verbreitert sich aber in medialer Richtung zu einer großen Platte, die cranialwärts bis zum oberen Rand des Clavicularbogens reicht und sich caudalwärts fast bis zur ersten Rippe erstreckt. Die Platte überschreitet die Medianlinie und überlagert sich arcizonisch mit demselben Element der anderen Körperhälfte. Der vordere Rand der Platte ist von cranial her leicht ausgehöhlt und bildet die hintere Umwandung des Foramen obturatum.

Die Clavicula schließt sich dem Acromion dicht an. In der Medianlinie verbinden sich die Claviculae der beiden Körperhälften und bilden einen einzigen weiten Bogen. Bei diesem Embryo läßt sich keine Grenze zwischen beiden Elementen feststellen. Histologisch ist im ganzen Bogen desmale Ossifikation sicher nachweisbar.

Die Pars desmalis interclaviculae hat eine merkwürdige Form. Die ursprünglich paarigen Anlagen sind zu einem einzigen Gebilde verschmolzen. Als zwei Äste ziehen sie von beiden Körperseiten nach medial. Sie folgen dem Clavicularbogen, an den sie sich von ventral dicht anlegen. Anders als bei den Claviculae

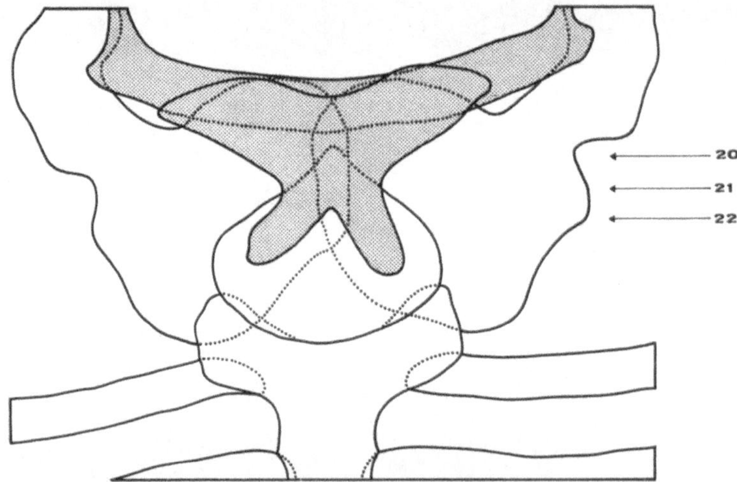

Abb. 18. Umrißzeichnung des gegenüberstehenden Modells. Blick auf die Begrenzung der Strukturen, die bei dem Modell verdeckt sind. Knorpelige Anlagen hell, desmale Anlagen dunkel. Die Pfeile rechts zeigen die Lage der Schnittebenen der Abb. 20—22

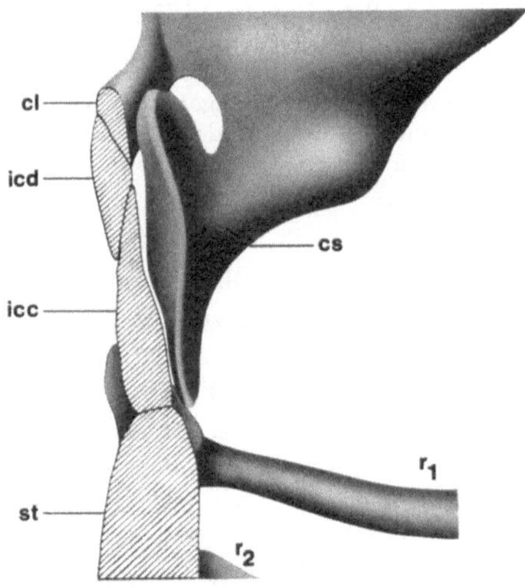

Abb. 19. *Ornithorhynchus anatinus*, Beuteljunges 16,75 mm SSL. Modell der rechten Hälfte des Schultergürtels und des Brustbeins von medial. Vergr. wie in der Abb. 18

befindet sich der Anfang dieser Anlagen weit vom Acromion entfernt. In der Medianebene verschmelzen die Äste in einen nicht zu großen Körper, der nach caudal zieht und sich in zwei Ausläufer aufzweigt. Mit dem Körper und den caudalen Ausläufern bedeckt die Pars desmalis von ventral her die unpaare Pars chondralis interclaviculae. Im Querschnitt (Abb. 20—22) sieht man deutlich den Anteil, den diese beiden Anlagen an der Ausbildung der Interclavicula einnehmen. Die Pars desmalis zeigt histologisch eine deutliche desmale Ossifikation.

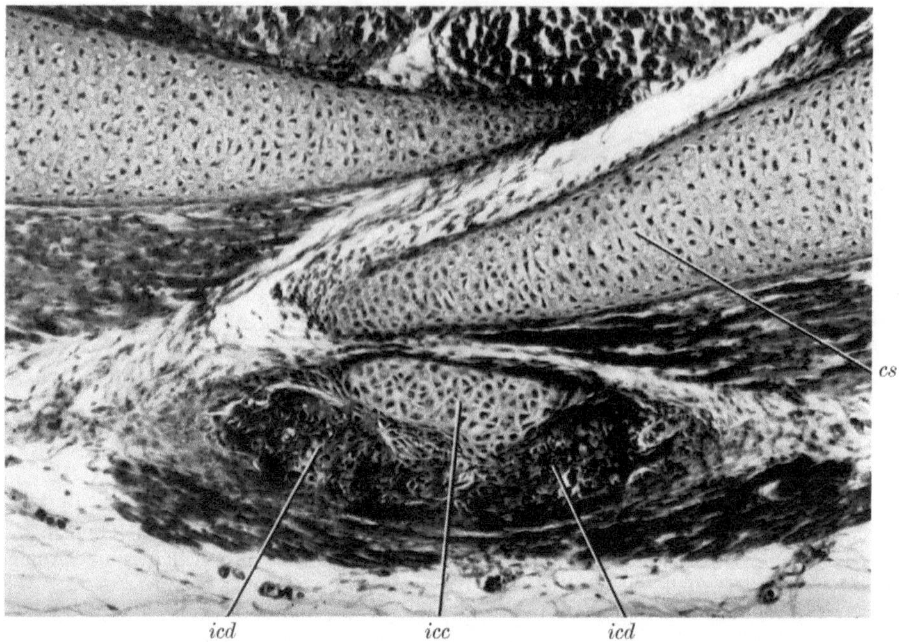

Abb. 20. *Ornithorhynchus anatinus*, Beuteljunges 16,75 mm SSL, Materialliste II, Nr. 16.
Transversalschnitt durch die Anlage des Schultergürtels (vgl. Abb. 18). Im Schnitt sind die
Anlagen der procoracoidalen Abschnitte der Coracoidscapularplatte (*cs*) getroffen, die in
der Medianlinie eine deutliche arcizonische Überlagerung zeigen. In der Interclavicula sind
die zwei verschiedenen Anlagen gut zu unterscheiden: die Pars desmalis (*icd*) und die Pars
chondralis (*icc*) interclaviculae. Vergr. 175fach

Die Pars chondralis interclaviculae bildet eine dünne, dorsoventral abgeflachte Scheibe. Sie ist an den Seiten abgerundet, nur ihr cranialer Rand läuft
in der Medianlinie in einen kleinen Fortsatz aus. Die dorsale Fläche der Scheibe
ist leicht ausgehöhlt. Die ganze Struktur ist histologisch vom jungen Knorpelgewebe gebildet. Von cranial und cranioventral kommt es zu der oben erwähnten
Verbindung mit dem knöchernen Gewebe der Pars desmalis interclaviculae. Mit
dem breiten caudalen Rand nimmt die Pars chondralis interclaviculae die Verbindung mit dem Sternum auf. Die Grenze zwischen der Pars chondralis interclaviculae und dem Sternum läßt sich zwar noch nachweisen, ist jedoch nicht
sehr scharf. Man kann lediglich die langgestreckten Zellen des Perichondriums
in der Übergangszone erkennen, ansonsten verbinden sich die beiden Strukturen
bei diesem Entwicklungsstadium sehr eng.

Das Sternum ist seiner ganzen Länge nach jetzt ein einheitliches Gebilde.
Die ursprünglich paarigen Sternalleisten sind verschmolzen. Nur einige Stellen
in der Medianlinie, wo man inmitten des homogenen Knorpelgewebes noch Überreste des früheren Perichondriums der Leisten erkennt, deuten den paarigen
Ursprung an. Die ganze Sternalanlage ist von einem jungen Knorpelgewebe
gebildet, dessen Reifegrad von cranial nach caudal deutlich abnimmt. Das Sternum steht in Verbindung mit dem ersten bis sechsten Rippenpaar. An den Verbindungsstellen, den künftigen Articulationes sternocostales, lassen sich nur un-

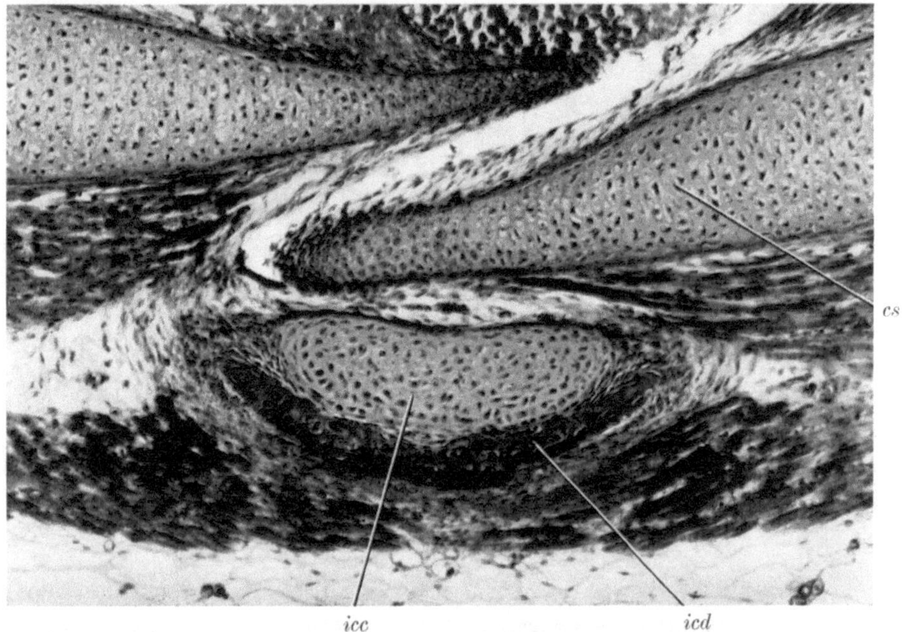

Abb. 21. *Ornithorhynchus anatinus*, Beuteljunges 16,75 mm SSL, Materialliste II, Nr. 16. Transversalschnitt durch die Anlage des Schultergürtels (vgl. Abb. 18). Ventral von den arcizonisch sich überlagernden Procoracoidanlagen (*cs*) liegt die Interclavicularanlage, in der sich deutlich die Pars desmalis (*icd*) von der Pars chondralis (*icc*) unterscheidet. Vergr. 175fach

deutliche Grenzen im Gewebe zwischen den beiden Anlagen feststellen. Caudal läuft das Sternum in einem kurzen Fortsatz aus, der frei in der Höhe der ventralen Enden vom siebten Rippenpaar endet.

Tachyglossus aculeatus, Embryo 7,5 mm

Von diesem Embryo stand mir eine transversal geschnittene Serie zur Verfügung (Materialliste II, Nr. 17).

Bei diesem Stadium sind erst Wirbelsäule und Rippen als mesenchymale Anlagen erkennbar. Die Rippenenden reichen zwar ziemlich weit in ventraler Richtung, verlieren sich jedoch frei im undifferenzierten Mesenchym der Körperwand. Die Anlage der Sternalleisten ist noch nicht zu erkennen. Auch von Clavicula und Interclavicula fehlt noch jede Spur. Lateral der Halswirbelsäule verdichtet sich das lockere Mesenchym der Körperwand und bildet einen flachen Streifen, der nicht sehr weit nach ventrolateral zieht. Diese Anlage entspricht dem dorsalen Teil der Coracoidscapularplatte. Ihre Form läßt sich aber nur undeutlich abgrenzen. Der ventrale Teil der Coracoidscapularplatte ist noch nicht ausgebildet.

Tachyglossus aculeatus, Embryo 12,5 mm

Von diesem Embryo stand eine transversal geschnittene Serie (Materialliste II, Nr. 18) zur Verfügung, nach der ein Modell der Schultergürtel- und Brustbein-

3*

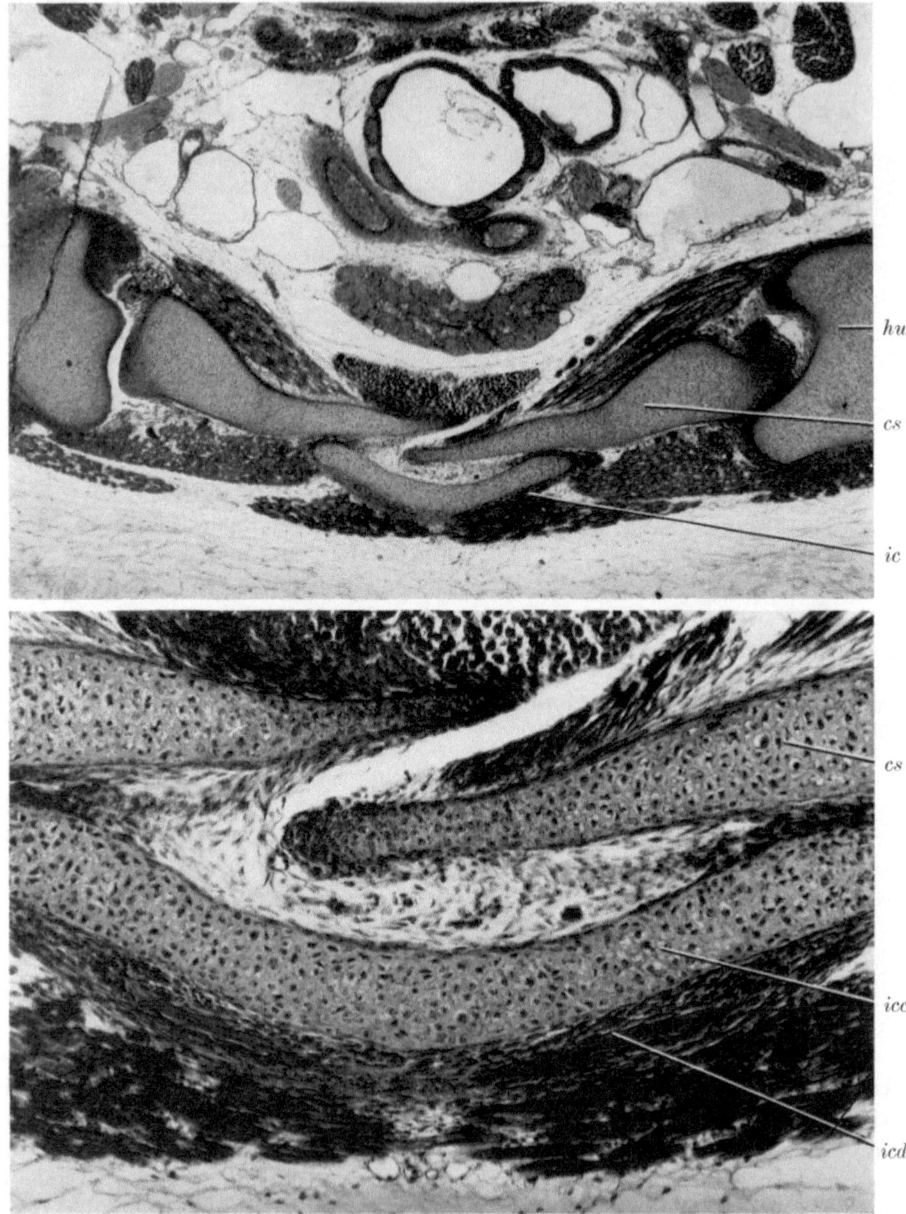

Abb. 22. *Ornithorhynchus anatinus*, Beuteljunges 16,75 mm SSL, Materialliste II, Nr. 16. Transversalschnitt durch die Anlage des Schultergürtels (vgl. Abb. 18). Die obere Übersichtsabbildung zeigt deutlich die Lage der Interclavicula (*ic*) und der beiden Coracoidplatten (*cs*), die zwischen den Humeri (*hu*) liegen. Unten sieht man im Detail die breite Pars chondralis interclaviculae (*icc*), links und rechts mit zwei flachen Ausläufern der Pars desmalis interclaviculae (*icd*) bedeckt. Vergr. oben 45fach, unten 175fach

anlage gebaut wurde (Materialliste III, Nr. 23). Der Embryo ist in den Abb. 23—26 dargestellt.

Die Gestalt des Schultergürtels und des Brustbeins von diesem Embryo weist eine große Ähnlichkeit mit der auf, die bei dem 16,75 mm großen Beuteljungen von *Ornithorhynchus* beschrieben wurde. Außerdem gibt es gewisse Ähnlichkeiten mit dem Stadium 44 von *Tachyglossus*, das von Nauck (1929) untersucht wurde. Unser Embryo steht ungefähr zwischen den Stadien 45 und 46 nach Semon (1894). Er befand sich sehr wahrscheinlich kurz vor dem Schlüpfen.

Die Coracoidscapularplatte ist einheitlich ohne Gliederung in Scapula, Metacoracoid und Procoracoid. Der dorsale Abschnitt, der der Scapula entspricht, bildet ein breites flaches Blatt, das dorsocranial bis in die Höhe der Halswirbelsäule reicht. Die dorsale Umrandung des Scapularblattes ist bogenförmig. Eine dorsocaudale Spitze ist nicht zu erkennen. An der vorderen Kante läuft sie in ein deutliches Acromion aus. Unter dem Acromion ist der Vorderrand der Coracoidscapularplatte etwas verdickt und von cranial her ziemlich ausgehöhlt. Er bildet hier die hintere Umrandung des Foramen obturatum, das bei diesem Embryo relativ groß ist. Der Abstand zwischen Acromion und Fossa glenoidalis ist kleiner als bei *Ornithorhynchus*. Der medioventrale Teil der Coracoidscapularplatte ist stark nach innen gebogen. Er ist etwas dicker, doch ungefähr in demselben Ausmaß wie bei *Ornithorhynchus* verbreitert. Cranial reicht die Platte mit ihrem procoracoidalen Teil bis zum Clavicularbogen, caudal mit ihrem metacoracoidalen Teil bis unter die erste Rippe. Die craniomedialen Abschnitte der Platten schieben sich ziemlich weit auf die gegenüberliegende Körperhälfte, wie man das am Querschnitt (Abb. 25) deutlich beobachten kann. Sie überlagern sich also arcizonisch in der Medianlinie. Die ganze Coracoidscapularplatte ist aus jungem Knorpelgewebe aufgebaut, das von dorsal her nach ventromedial erheblich an Reifegrad abnimmt.

Die Anlagen der Claviculae und der Pars desmalis interclaviculae treten in einer engen Verbindung auf. Anders als bei *Ornithorhynchus* setzen beim adulten *Tachyglossus* nicht nur die Claviculae, sondern auch die lateralen Äste der Interclavicula an das Acromion an. Dies ist aber bei dem Embryo von 12,5 mm Größe nur an der rechten Hälfte der Fall. Auf der linken Seite kommt die Anlage, aus der die Clavicula hervorgehen wird, überhaupt nicht in Kontakt mit dem Acromion (Abb. 23). Die seitlichen Äste der Anlage von der Pars desmalis interclaviculae reichen dagegen beiderseits bis zum Acromion und schließen sich ihm ziemlich breit an. Es sind hier auch nicht die Claviculae, sondern die Anlagen der Pars desmalis interclaviculae, die den weiten einheitlichen Bogen zwischen dem Acromion beider Seiten bilden. Die Claviculae legen sich dicht diesem Interclavicularbogen als recht schmaler Streifen von ventral an. In der Medianlinie sind sie nicht verschmolzen. Daher läßt sich nur schwer entscheiden, welche der beiden eben erwähnten Strukturen als Clavicula und welche als Pars desmalis interclaviculae zu benennen ist. Wie wir schon bei den Embryonen von *Ornithorhynchus* beobachteten, herrscht bei den Monotremen in der Entstehung und Formung der beiden Deckknochen eine ziemlich große Variabilität. Wir werden die Frage noch beim nächsten Stadium von einem Beuteljungen *Tachyglossus* von 25 mm SSL ausführlich besprechen. Beim Embryo von 12,5 mm Größe bezeichne ich als Pars desmalis interclaviculae den Teil, der weiter nach caudal

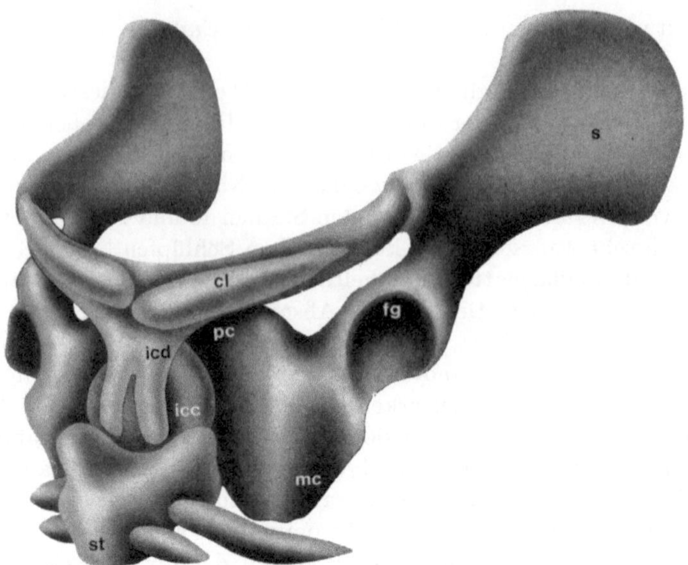

Abb. 23. *Tachyglossus aculeatus*, Embryo 12,5 mm SSL. Modell des Schultergürtels und des Brustbeins von ventrolateral (Materialliste III, Nr. 23). Vergr.: Modell 100fach; Abb. etwa 50fach

zieht und von ventral her die unpaare chondrale Anlage der Interclavicula bedeckt. Die Pars desmalis gabelt sich in ihrem caudalen Abschnitt in zwei lange Äste, die bis zum oberen Rand des Sternums reichen. Eine ähnliche Gabelung haben wir schon bei dem Beuteljungen von *Ornithorhynchus* beobachtet.

Die unpaare Pars chondralis interclaviculae bildet eine ziemlich dicke, abgerundete Scheibe. Sie liegt ventral von den sich überlagernden medialen Abschnitten der Coracoidscapularplatte, tritt jedoch mit dieser nicht in Verbindung. Sie endet cranial noch unter dem Interclavicularbogen und erreicht nicht die Höhe der Claviculae. Caudal erstreckt sie sich bis zu der Sternalanlage und legt sich dann an ihren cranialen Rand breit an. Eine gut erkennbare perichondrale Grenze zwischen den beiden Elementen läßt sich nachweisen. Von ventral ist die Pars chondralis interclaviculae ihrer ganzen Länge nach von der Pars desmalis unterlagert. Die beiden Strukturen treten in einer engen Verbindung auf, was man besonders gut im Querschnitt beobachten kann. Der junge Knorpel der Pars chondralis ist von ventral von dem desmal verknöchernden Gewebe der Pars desmalis bedeckt (Abb. 25). Im caudalen Bereich läßt sich die Gabelung des knöchernen Abschnittes beobachten (Abb. 26).

Die paarigen Anlagen des Sternums sind ihrer ganzen Länge nach verschmolzen. Der paarige Ursprung ist nicht mehr zu erkennen. Lediglich in dem breiten cranialen Abschnitt, der dem künftigen Manubrium sterni entspricht, lassen sich in dem jungen Knorpelgewebe in der Medianlinie lang ausgestreckte bindegewebige Zellen des reduzierten Perichondriums feststellen, die noch die Herkunft des Sternums aus zwei Leisten andeuten. Im cranialen Bereich tritt das Sternum, wie schon erwähnt, in enge Verbindung mit der Pars chondralis interclaviculae und den zwei caudalen Ästen der Pars desmalis interclaviculae. Von craniolateral

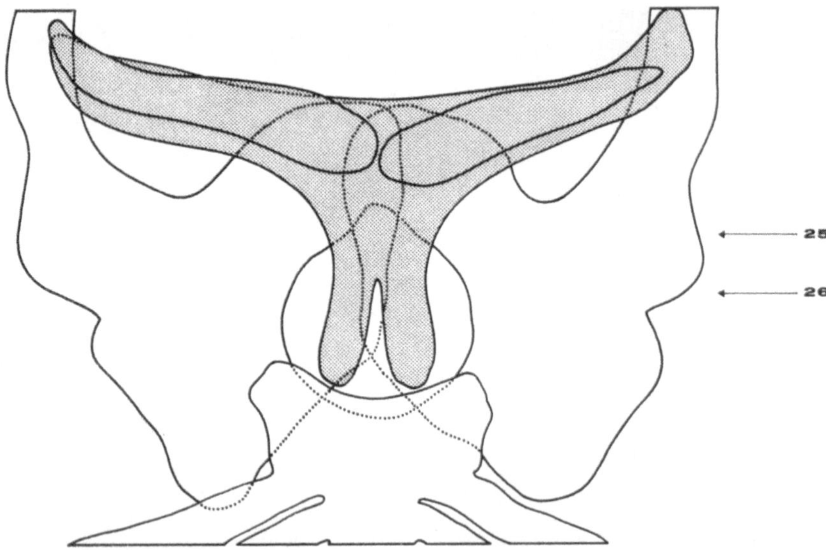

Abb. 24. Umrißzeichnung des gegenüberstehenden Modells von ventral. Blick auf die Umrisse der Strukturen, die bei dem Modell verdeckt sind. Knorpelige Anlagen hell, desmale Anlagen dunkel. Die Pfeile rechts zeigen die Lage der Schnittebenen von den Abb. 25 und 26

nähern sich dem Sternum beiderseits die Coracoidscapularplatten, genauer gesagt die Abschnitte, die den künftigen Metacoracoidea entsprechen. An das Sternum legen sich insgesamt sechs Rippenpaare dicht an. Der caudale Abschnitt der Sternalanlage zwischen dem vierten und sechsten Rippenpaar wird bei diesem Entwicklungsstadium nur von einem Blastem gebildet, das noch weiter nach caudal zieht und in der Höhe des siebten Rippenpaars schließlich endet. Dieser Ausläufer dürfte dem künftigen Processus xiphoideus entsprechen. Eine Gliederung des Sternums in Manubrium, Sternebrae und Processus xiphoideus ist nicht einmal andeutungsweise zu erkennen.

Den oben untersuchten Embryo von *Tachyglossus* von 12,5 mm SSL könnte man mit dem Stadium 44 von *Tachyglossus* vergleichen, bei dem Nauck (1929) die Ausbildung des Schultergürtels wie folgt kurz besprochen hat: „Beim Embryo 44 enthält das blastematöse Gewebe, welches als Grundlage für die spätere sog. Clavicula dient, bereits geringe Anlagemassen des Deckknochens. Es setzt sich alsdann so weit ventralwärts fort, bis es mit dem entsprechenden Streifen der anderen Körperseite zu einer gemeinsamen Masse verschmilzt, die ventralwärts von der Stelle liegt, wo die freien Ränder der Procoracoide einander berühren. Diese nun einheitliche Masse erstreckt sich kaudalwärts, und in ihr treten alsbald zwei differente Bildungen auf: dorsal eine Vorknorpelmasse, welche anfangs einheitlich ist, sich dann in zwei Stränge aufteilt, die ziemlich parallel zueinander liegen und sich kaudal in die Sternalleisten fortsetzen; ventral von dieser vorknorpeligen Formation findet sich ein Deckknochen, ausgezeichnet durch ein ganz kurzes einheitliches Kranialstück, das schwanzwärts alsbald in zwei Zinken sich gabelt.''

Diese kurze Bemerkung enthält alles, was Nauck (1929) über den Embryo 44 schrieb. Es fehlen genauere Angaben und jegliche Abbildung. Dennoch lassen

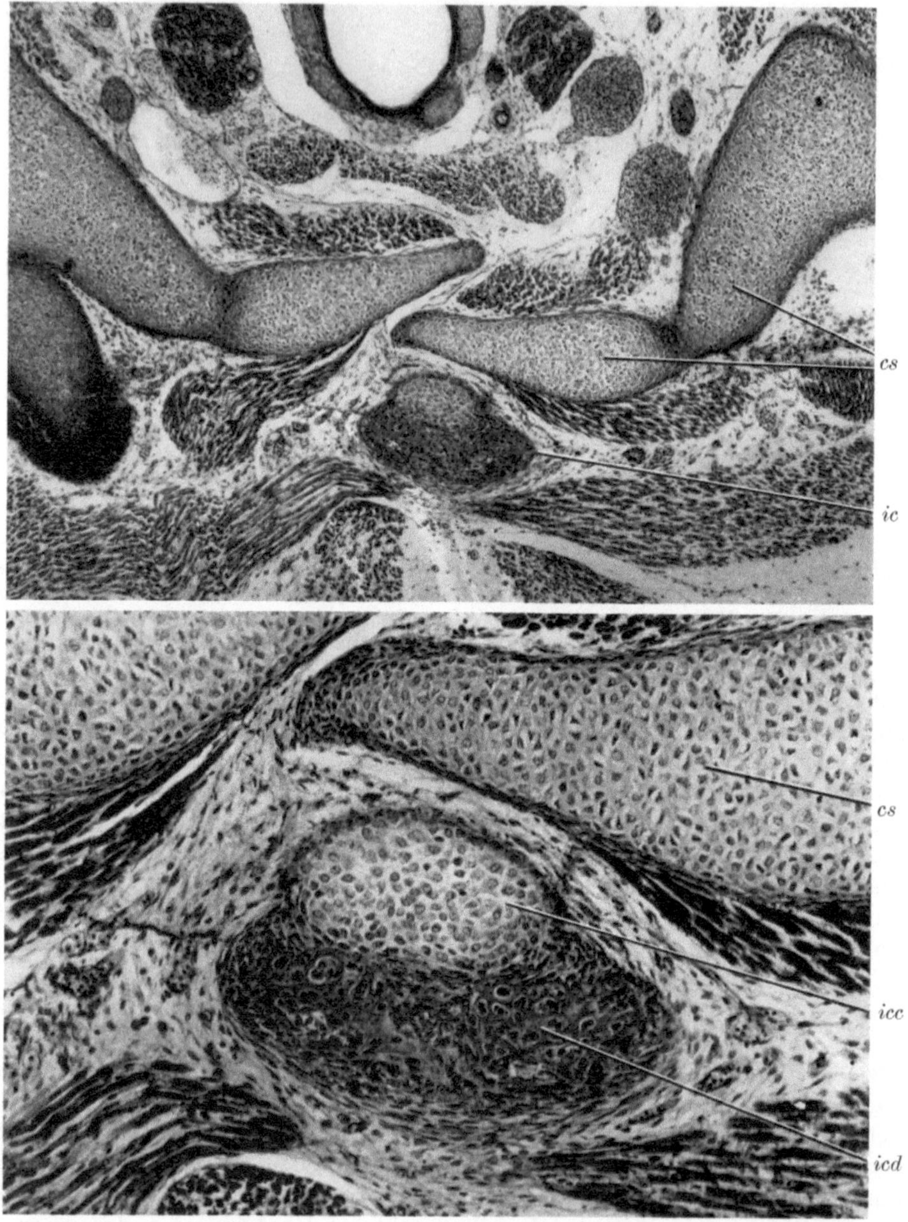

Abb. 25. *Tachyglossus aculeatus*, Embryo 12,5 mm SSL, Materialliste II, Nr. 18 (vgl. Abb. 24).
Transversalschnitt durch die Anlage des Schultergürtels. In dieser Schnitthöhe bilden die
procoracoidalen und metacoracoidalen Abschnitte der Coracoidscapularplatte (*cs*) ein einheitliches Gebilde. In der Medianebene liegt die Interclavicularanlage (*ic*), die aus einer Pars
desmalis (*icd*) und einer Pars chondralis (*icc*) besteht. Vergr. oben 55fach, unten 145fach

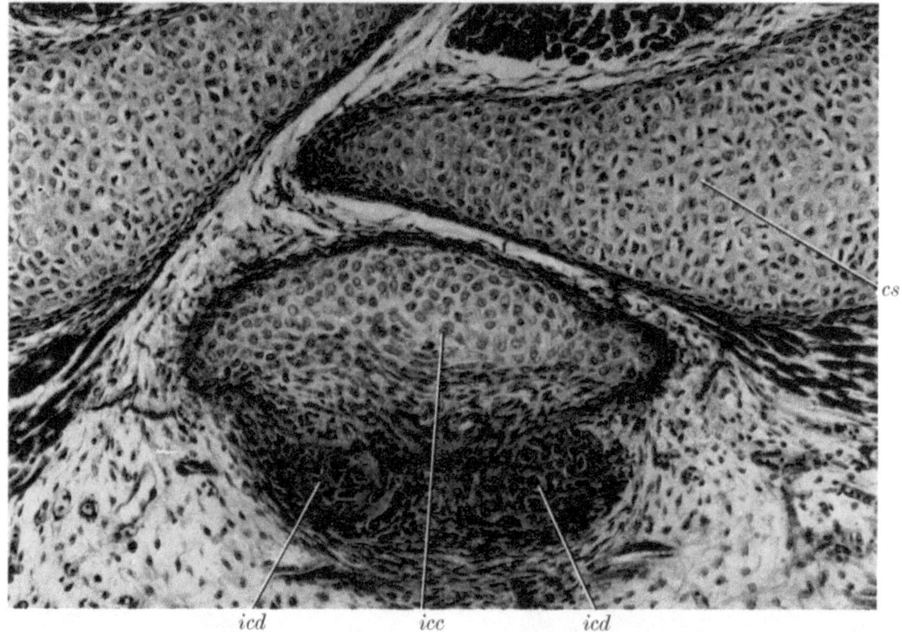

Abb. 26. *Tachyglossus aculeatus*, Embryo 12,5 mm SSL, Materialliste II, Nr. 18 (vgl. Abb. 24). Transversalschnitt durch den caudalen Abschnitt der Interclavicularanlage. Man sieht die Gabelung der Pars desmalis interclaviculae (*icd*), die sich von ventral her an die Pars chondralis interclaviculae (*icc*) anlegt. Vergr. 145fach

sich in einigen wesentlichen Punkten Übereinstimmungen mit dem von mir untersuchten Embryo feststellen. Die wichtigste ist wohl die, daß auch Nauck in der Interclavicularanlage zwei verschiedene Elemente entdeckt hat: ventralwärts ein knöchernes und dorsalwärts ein knorpeliges. Er fand sogar, daß das knorpelige Element einheitlich, also unpaar ist, und sich erst im caudalen Bereich paarig aufteilt. Auch die caudale Gabelung des knöchernen Teiles der Interclavicula wurde von Nauck schon erwähnt.

Tachyglossus aculeatus, Beuteljunges 25 mm

Mir stand ein Exemplar von dieser Größe zur Verfügung, das in einer quergeschnittenen Serie bearbeitet wurde (Materialliste II, Nr. 19). Die Entwicklung des Schultergürtels und des Brustbeins ist in den Abb. 27—30 dargestellt.

Das Exemplar wurde zwar in der Sammlung von J. P. Hill als ein Embryo geführt, doch handelt es sich mit großer Wahrscheinlichkeit um ein geschlüpftes Beuteljunges. Meinen Schätzungen nach steht das Exemplar etwa zwischen den Stadien 47 und 48 nach Semon (1894). Auch die Beschreibung von Gaupp (1908) und die neulich von Kuhn (1971) veröffentlichten Angaben und Abbildungen lassen auf dieselbe Einstufung unseres Exemplars schließen. Was die Entwicklungsstufe des Schultergürtels anbelangt, ist dieses Exemplar recht gut mit denen vergleichbar, die Braus (1921) und Nauck (1929) untersucht haben. Braus

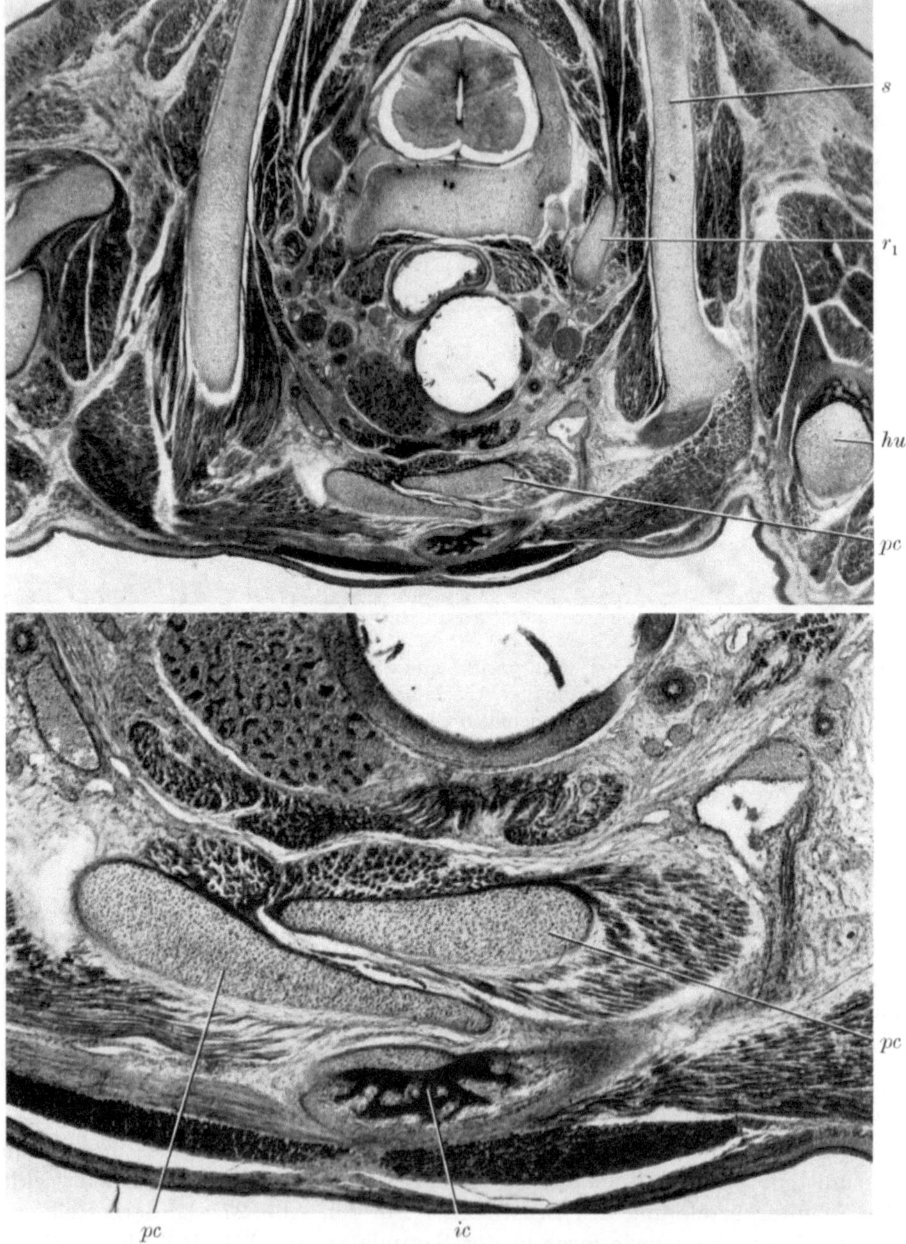

Abb. 27. *Tachyglossus aculeatus*, Beuteljunges 25 mm SSL, Materialliste II, Nr. 19. Transversalschnitt durch die Anlage des Schultergürtels. Die procoracoidalen Abschnitte (*pc*) der Coracoidscapularplatte legen sich in der Medianebene arcizonisch übereinander. Ventral von ihnen liegt die Interclavicularanlage (*ic*). Vergr. oben 17fach, unten 50fach

untersuchte ein Stadium 48a und Nauck hatte ein Stadium 47 zur Verfügung. Damit wäre unseres das einzige Entwicklungsstadium von Monotremen, bei dem früher schon der Schultergürtel etwas genauer untersucht wurde.

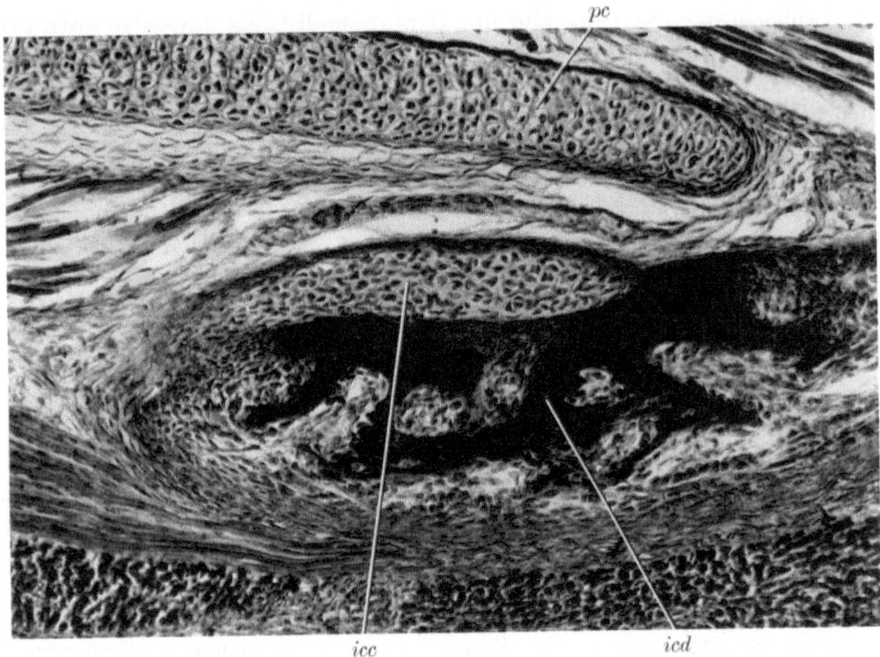

Abb. 28. *Tachyglossus aculeatus*, Beuteljunges 25 mm SSL, Materialliste II, Nr. 19. Transversalschnitt durch die Interclavicularanlage (vgl. Abb. 27). Unter dem Procoracoid (*pc*) liegt die Pars chondralis interclaviculae (*icc*), an die sich von ventral her die Pars desmalis (*icd*) anlegt. Vergr. 140fach

Die Coracoidscapularplatte ist immer noch einheitlich gebaut, ohne Gliederung in Scapula, Metacoracoid und Procoracoid. Der Scapularabschnitt reicht weit bis über die Halswirbelsäule nach dorsal. Seine Innenfläche ist jedoch nur sehr schwach ausgehöhlt, so daß die Scapularblätter das Rückgrat noch nicht richtig ringförmig umklammern, wie das später bei den adulten Tieren der Fall ist. Die beiden Scapularblätter sind breit. Der Processus dorsocaudalis kommt schon deutlich zum Vorschein. Eine nicht sehr große Anlage der Spina scapulae läßt sich auf der äußeren Scapularfläche erkennen. Auch das Acromion ist recht deutlich ausgebildet. Unter dem Acromion ist das Scapularblatt nicht mehr so breit, dagegen aber etwas verdickt. Dieser schmale Abschnitt läuft nach ventromedial bis zu der Fossa glenoidalis. Unter der Fossa glenoidalis verbreitert sich die Coracoidscapularplatte wieder. Sie läuft dann nach mediocaudal bis zum oberen Rand des Sternums und nähert sich hier der ersten Rippe. Dieser mediocaudale Abschnitt entspricht der Anlage des Metacoracoids. Der breitere mediocraniale Abschnitt der Platte, der dem Procoracoid entspricht, reicht oben bis zum cranialen Rand des Clavicularbogens. Die freien Enden der Procoracoidanlagen der beiden Körperhälften überlagern sich weit in der Medianebene. Die ganze Coracoidscapularplatte wird von einem weitgehend gereiften Knorpel gebildet. Im Querschnitt (Abb. 29) sieht man deutlich, wie das Knorpelgewebe des Dorsalabschnitts bis in das letzte Ende des Ventralabschnitts kontinuierlich durchgeht.

Die Anlagen der Clavicula und der Pars desmalis interclaviculae entwickeln sich im engen Zusammenhang, ähnlich wie wir das schon beim Embryo von 12,5 mm SSL beobachtet haben (Abb. 30 A, B). Die beiden Claviculae reichen seitlich bis zum Acromion. Dagegen bleiben die lateralen Äste der Pars desmalis interclaviculae vom Acromion weit entfernt. An der Ausbildung des deckknöchernen Schildes der Interclavicula in der Medianen beteiligen sich sowohl die Clavicula wie die Pars desmalis interclaviculae. Die Clavicula der linken Seite läuft vom Acromion bis zur Medianlinie, schiebt sich ein Stück auf die andere Körperhälfte und endet dann hier, ohne mit irgendwelchem anderen Element zu verschmelzen. Die Clavicula der rechten Seite läuft ebenfalls medialwärts bis auf die gegenüberliegende Körperseite. Hier verschmilzt sie aber mit der Anlage der Pars desmalis interclaviculae der linken Seite. Beide ziehen dann zusammen weiter nach caudal. Sie bilden die linke Seite des deckknöchernen Schildes. Die rechte Seite dieses Schildes wird fast ausschließlich von der rechten Claviculae gebildet, die in einem einheitlichen, nicht unterbrochenen Gewebestrahl vom Acromion bis zu dem rechten Ast der caudalen Gabelung des Schildes zieht. Die rechte Pars desmalis interclaviculae bildet nur eine kleine, ziemlich isolierte Platte, die am oberen Rand der rechten Clavicula liegt und mit dieser nur teilweise verschmilzt.

Der Abbildung von Braus (1921) nach sind bei dem von ihm untersuchten Stadium 48a die Claviculae von der Pars desmalis interclaviculae deutlich getrennt. Nur die Claviculae reichen bis zum Acromion. Die Pars desmalis interclaviculae dagegen zweigt sich in zwei lange laterale Äste auf, die sich zwar den Acromiona nähern, sie aber nicht berühren. An der Ausbildung des deckknöchernen Schildes ist nur die Pars desmalis interclaviculae beteiligt. Aus der Beschreibung und der Abbildung von Nauck (1929), der ein Stadium 47 untersuchte, geht nicht ganz deutlich hervor, wie der deckknöcherne Schild bei diesem Beuteljungen geformt ist. Allem Anschein nach gibt es hier gewisse Unregelmäßigkeiten und eine erkennbare Asymmetrie in der Beteiligung der einzelnen Elemente, die den Schild bilden.

Ein Vergleich aller bisher bekannten Ergebnisse führt zu folgender Feststellung. An der Ausbildung des deckknöchernen Abschnittes der Interclavicula bei den Monotremen können sich sowohl die Claviculae wie die paarige Pars desmalis interclaviculae beteiligen. Die Beteiligung der beiden Elemente kann sehr stark variieren. Auch können sie auf verschiedene Weise verschmelzen. Auf welche Weise sich das ganze Gebilde entwickelt hat, immer ergibt es als Endprodukt einen Knochen in T-Form, dessen obere Äste jeweils seitlich vom Acromion liegen. Der untere Teil aber zieht nach caudal bis zum Sternum. Dabei bedeckt er von ventral her die unpaare knorpelige Anlage der Interclavicula.

Am caudalen Rand des T-Knochens befindet sich regelmäßig eine Gabelung. Wir haben sie schon bei dem jüngeren Beuteljungen von *Ornithorhynchus* von 16,75 mm SSL und auch beim Embryo von *Tachyglossus* 12,5 mm SSL nachgewiesen. Bei dem Beuteljungen von *Tachyglossus* von 25 mm SSL ist sie besonders groß. Auch in der Abbildung von Braus (1921) ist sie bei dem Stadium 48a angedeutet, wenn auch nicht vollständig dargestellt. Nauck (1929) hat die Gabelung ebenfalls beschrieben, und zwar bei beiden von ihm untersuchten Stadien, d.h. 44 und 47. Nauck schreibt darüber: „Eigentümlich ist nur die kaudale

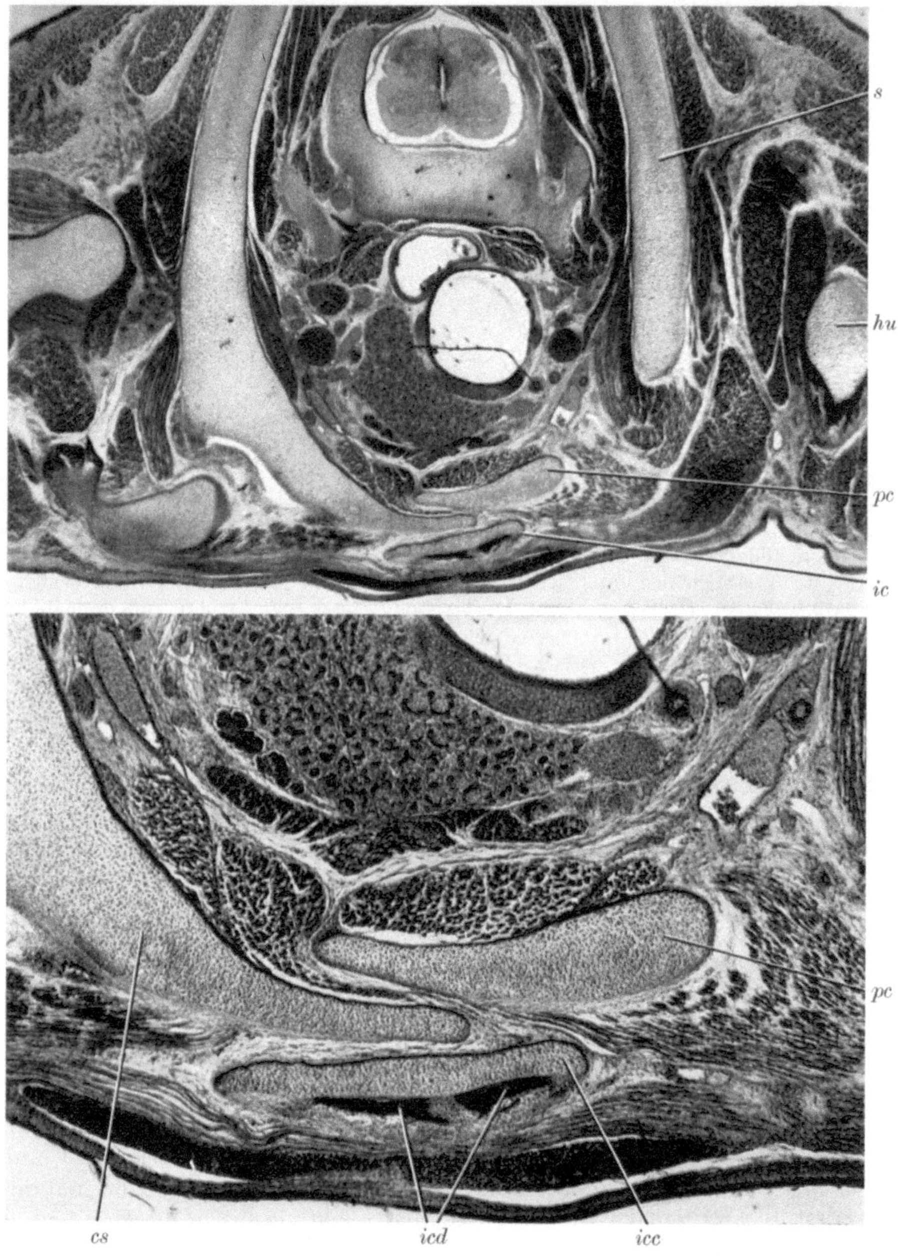

Abb. 29. *Tachyglossus aculeatus*, Beuteljunges 25 mm SSL, Materialliste II, Nr. 19. Transversalschnitt durch die Anlage des Schultergürtels. Links im Bild sieht man, wie der dorsale scapuläre Abschnitt (*s*) der Coracoidscapularplatte (*cs*) kontinuierlich in den ventromedialen procoracoidalen Abschnitt (*pc*) übergeht. In der Medianebene, unter den Procoracoidea, liegt die Interclavicularanlage (*ic*), die in dieser Schnitthöhe in ihrem caudalen Teil getroffen ist. An die Pars chondralis interclaviculae (*icc*) legen sich von ventral her zwei caudale Ausläufer der Pars desmalis interclaviculae (*icd*). Vgl. Abb. 30. Vergr. oben 17fach, unten 50fach

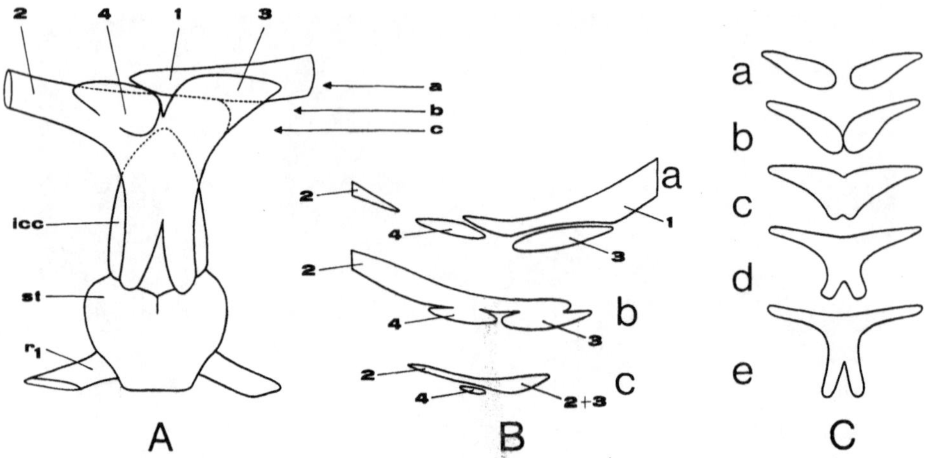

Abb. 30A—C. Die Entwicklung des desmalen Abschnittes der Interclavicula bei den Monotremen. A *Tachyglossus aculeatus*, Beuteljunges von 25 mm SSL (Materialliste II, Nr. 19). Beteiligung der Claviculae und der Pars desmalis interclaviculae an der Ausbildung des desmalen Schildes der Interclavicula. Ventralansicht. B Querschnitt durch die in der Abb. A dargestellte Anlage in den entsprechenden Schnitthöhen a, b, c. Die Ziffern in beiden Abbildungen bedeuten: *1* linke und *2* rechte Clavicula, *3* linke und *4* rechte Pars desmalis interclaviculae. C Schematische Darstellung der Annäherung, Verschmelzung und Ausformung der ursprünglich paarigen Pars desmalis interclaviculae vom jüngsten bis zu ältesten untersuchten Stadien von *Ornithorhynchus* und *Tachyglossus*

Gabelung. Ob sie als Hinweis auf eine paarige Entstehung anzusehen ist, kann ich nicht entscheiden." Meiner Meinung nach läßt sich auf Grund der von mir untersuchten Stadien von *Ornithorhynchus* und *Tachyglossus* die Entstehung dieser caudalen Gabelung ziemlich eindeutig klären (Abb. 30C). Die ursprünglich paarigen mesenchymalen Streifen schieben sich von lateral her schräg nach caudomedial. Sie treffen in der Medianlinie zusammen und biegen nach caudal um. Sie verschmelzen miteinander und bilden eine desmale Platte aus. Die caudalen Enden jeder Hälfte bleiben jedoch als zwei deutliche Ausläufer erhalten. Das Gewebe vermehrt sich und strömt weiter nach caudal, so daß die zuerst kleinen caudalen Ausläufer zu relativ großen Ästen auswachsen. Dadurch entsteht schließlich die tiefe Gabelung des ganzen caudalen Abschnittes.

Die unpaare Pars chondralis interclaviculae läßt sich bei dem Beuteljungen von *Tachyglossus* von 25 mm SSL immer noch als eine selbständige Anlage erkennen. Sie ist in der craniocaudalen Richtung länglich ausgezogen und dorsoventral stark abgeflacht (Abb. 30A). Cranial reicht sie bis in die Höhe, wo sich die lateralen Äste des desmalen Abschnittes der Interclavicula seitlich abspreizen. Caudal kommt es zu einer engen Verbindung mit dem Sternum. Eine deutliche histologische Grenze zwischen den beiden Strukturen läßt sich jedoch nachweisen. Nauck (1929) fand ebenfalls eine Knorpelanlage, die er als ein einheitliches Mittelstück bezeichnet. Er erwähnt jedoch nicht, auf welche Weise sich diese Struktur mit dem Sternum verbindet. In der Abbildung des Modells von Braus (1921) läßt sich keine Trennung der Pars chondralis interclaviculae vom Sternum erkennen. Ob das dem tatsächlichen Zustand entspricht, ist zu bezweifeln, denn

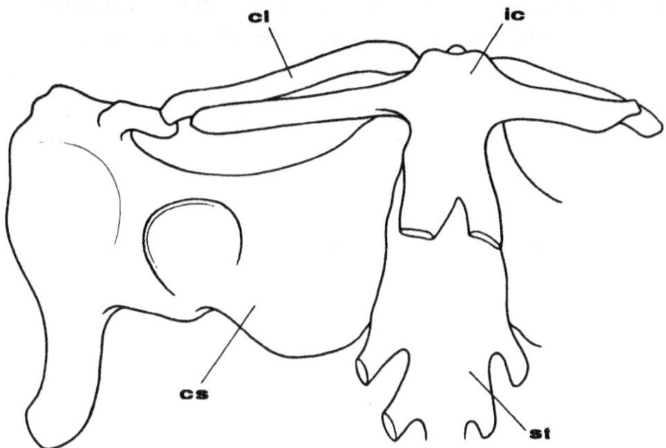

Abb. 31. Das Modell des Schultergürtels und des Brustbeins von *Tachyglossus aculeatus*, Stadium 48a, umgezeichnet nach Braus (1921). Ventrale Ansicht, etwas schräg von rechts

gerade in dem Grenzbereich zwischen diesen beiden Strukturen scheint das Modell unvollständig zu sein, worauf die abgeschnittenen Enden der caudalen Äste von Pars desmalis interclaviculae hinweisen (Abb. 31). Es scheint mir, daß das Modell von Braus im ganzen zu sehr schematisiert wurde, besonders was das Sternum anbelangt.

Bei diesem Stadium von *Tachyglossus* kann man schon die erste Andeutung einer Verschmelzung der Pars chondralis interclaviculae mit der Pars desmalis zu einem Mischknochen erkennen. Vor allem im cranialen Bereich beginnt das ossifizierende Knochengewebe den Knorpel fest zu umgeben. Auch Nauck (1929) weist auf eine spätere Verschmelzung hin, für die eine „ganz außerordentlich weitgehende Reduktion des die beiden Teile voneinander trennenden Bindegewebes spricht". Wie Nauck noch weiter erwähnt, ist bei dem Stadium 48a der Deckknochen noch mehr um den Knorpel herum ausgedehnt, so daß er ihn sogar dorsal umgreift.

Das Sternum ist seiner ganzen Länge nach zu einer einheitlichen Anlage verschmolzen. Nur noch an seinem cranialen Abschnitt, dicht unter der sich anschließenden Pars chondralis interclaviculae, läßt sich in der Medianlinie histologisch eine undeutliche Abgrenzung der ursprünglichen Sternalleisten nachweisen. Craniolateral nähern sich dem Sternum beiderseits die metacoracoidalen Abschnitte der Coracoidscapularplatte. An das Sternum lagern sich sechs Rippenpaare an. Dann läuft es caudalwärts noch bis zu dem siebten Rippenpaar, wo es frei endet. Die Anlage ist noch nicht in Manubrium, Corpus und Processus xiphoideus gegliedert. Sie besteht aus einem fast reifen Knorpel, dessen Reifezustand jedoch von cranial her nach caudal stark abnimmt.

Diskussion

Die Coracoidelemente der Monotremen und Reptilien

Wenn der Schultergürtel der Monotremen in der Literatur allgemein als primitiv und altertümlich bezeichnet wird, dann vor allem deswegen, da hier

noch Coracoidea erhalten sind, die bei allen übrigen Säugetieren, wenigstens in
adultem Zustande — abgesehen von kleinen Rudimenten — fehlen. Bei den
Monotremen sind jederseits zwei Coracoidea, und zwar ein vorderes und ein
hinteres, vorhanden. Wie wir oben gesehen haben, entstehen sie morphogenetisch
zusammen mit der Scapula und bilden eine einheitliche Platte, die man Coracoidscapularplatte nennt. Erst später in der Ontogenese kommt es zu einer Gliederung. Der dorsale Abschnitt, die Scapularplatte, wird zur Scapula. Der ventrale
Abschnitt, die Coracoidplatte, teilt sich in die zwei oben erwähnten Elemente
— ein vorderes und ein hinteres Coracoid — auf. Die Frage nach der Homologie
dieser Coracoidelemente blieb lange ungeklärt; vor allem deshalb, da man die
Coracoidelemente der Monotremen mit denen anderer rezenter Formen zu vergleichen suchte. Erst die sorgfältige Berücksichtigung der paläontologischen Befunde brachte in dieser Hinsicht gewisse Klarheit.

Von den älteren, vorwiegend theoretischen Überlegungen wollen wir absehen.
Beginnen wir mit den Ergebnissen von Williston (1911), Broom (1912), Watson
(1917) und Romer (1922). Diese Autoren verglichen die Verhältnisse bei den
fossilen säugerähnlichen Reptilien Pelycosauria und Therapsida mit denen bei
den Monotremen. Ihre wichtigsten Erkenntnisse faßte Romer (1922) wie folgt
zusammen: "1. The monotreme shoulder-girdle should be compared with that
of the forms which the mammals are believed to have been derived (therapsids),
and not with that of unrelated modern reptiles. 2. The mammalian coracoid
is the posterior coracoid element of primitive and mammal-like reptiles ...
3. The modern reptilian 'coracoid' homologous with the primitive anterior element and the epicoracoid of monotremes."

Die Coracoidplatte der primitiven labyrinthodonten Amphibien enthielt nur
ein einziges endoskeletales Coracoidelement. Das finden wir auch bei den rezenten
Anura. Bei den primitiven Stammreptilien, Cotylosauria, gab es noch Formen
mit einem Coracoidelement, meistens jedoch waren bei ihnen schon zwei Coracoidelemente vorhanden. Man nimmt an, daß von diesen archaischen Reptilien aus,
die weitere Entwicklung der Coracoidplatte in zwei verschiedene Richtungen
geht. Die erste Entwicklungslinie, in der nur ein Coracoidelement ausgebildet ist,
führt zu den Archosauria, zu den rezenten Reptilien Crocodilia, Chelonia und
Lacertilia und zu den Vögeln. Die zweite Entwicklungslinie, in der zwei Coracoidelemente auftreten, führt zu den synapsiden Reptilien Pelycosauria und Therapsida und zu den Säugetieren. Das zweite Coracoidelement entsteht als eine Neubildung dicht hinter dem ersten. Zuerst beteiligen sich die beiden, zusammen
mit der Scapula, an der Ausbildung der Fossa glenoidalis. Später jedoch wird
das erste, alte Element durch das zweite neue verdrängt, so daß schließlich
das erste nicht mehr an der Bildung der Fossa glenoidalis teilnimmt. Dies ist
z.B. auch bei den Monotremen der Fall. Ganz zuletzt wird das erste, ebenso
wie das zweite Element, bis auf kleine Rudimente rückgebildet. Welches die
Rudimente des ersten Coracoidelementes sind, ist heute noch umstritten. Als
Rudiment des zweiten Coracoidelementes ist der Rabenschnabelfortsatz am
Schulterblatt der Säugetiere anzusehen.

Das erste Element, das vordere Coracoid, sollte man als Procoracoid bezeichnen. Es entspricht dem einzigen Element der primitiven labyrinthodonten
Amphibien, der Anura, der Archosauria, aller rezenten Reptilien und der Vögel

und auch dem vorderen Element der Monotremen. Das zweite Element, das hintere Coracoid, sollte man als Metacoracoid bezeichnen. Es entspricht dem hinteren Element der Pelycosauria, der Therapsida und der Monotremen und dem Processus coracoideus scapulae der übrigen Säugetiere.

Die lange Zeit, in der diese Homologieverhältnisse noch umstritten waren, spiegelt sich heute noch in der uneinheitlichen Nomenklatur der einzelnen Elemente wider.

Tabelle 2. Coracoidelemente der Monotremen. Übersicht der Synonyma

Eigene Bezeichnung	Synonyma	Autoren
Procoracoid	Epicoracoid	Parker, 1868 Howes, 1887, 1893 Lydekker, 1893 Westling, 1899 Wiedersheim, 1909 Bütschli, 1910 Huntington, 1918 Romer, 1922 Weber, 1927
	Procoracoid (Pre-, Prae-)	Gegenbaur, 1898 Broom, 1899, 1912 Watson, 1917 Gregory u. Camp, 1918 Nauck, 1929, 1938 Gregory, 1947 Marinelli, 1955 Romer, 1956 Goodrich, 1958 Lessertisseur u. Saban, 1967 Vandebroek, 1969
Metacoracoid	Coracoid (echtes C.)	Parker, 1868 Howes, 1887 Gegenbaur, 1898 Broom, 1899, 1912 Westling, 1899 Wiedersheim, 1909 Bütschli, 1910 Gregory u. Camp, 1918 Huntington, 1918 Hanson, 1920 Nauck, 1929, 1938 Gregory, 1947 Marinelli, 1955 Romer, 1922, 1956 Goodrich, 1958 Lessertisseur u. Saban, 1967 Vandebroek, 1969
	Metacoracoid	Lydekker, 1893 Howes, 1893 Weber, 1927

Das Procoracoid der Monotremen wurde oft Epicoracoid genannt. Den Namen finden wir erstmals bei Parker (1868) und später bei vielen anderen Autoren. Auch Romer (1922) bezeichnete zunächst dies Element so. Später (1956) benutzte er jedoch den Namen Procoracoid, denn dadurch ist die morphologische Eigenschaft dieses Elements besser umschrieben. Außerdem vermeidet man so eine Verwechslung mit dem Epicoracoid der Anura und der rezenten Reptilien. Bei ihnen wird nämlich als Epicoracoid der knorpelig persistierende breite Saum am ventromedialen Ende der Coracoidplatte benannt. Dieser Saum bildet aber sehr wahrscheinlich keine morphologische Einheit, sondern ist vielmehr als eine sekundäre Knorpelbildung anzusehen. Wir finden ihn übrigens auch bei den Monotremen: "The so-called epicoracoid of modern reptiles is a cartilage which may be compared with a variable anterior and ventral cartilage in extinct reptiles and a similarly placed cartilage in monotremes" (Romer, 1922). Nur einmal treffen wir in der Literatur die Meinung, das Procoracoid der Monotremen sei nur eine „Ausfüllungshaut" (Nuhn, 1878). Daß dies nicht den Tatsachen entspricht, beweist neben anderem ganz eindeutig die Morphogenese.

Das Metacoracoid der Monotremen wurde vorwiegend als Coracoid oder „echtes Coracoid" bezeichnet. Da Coracoid ein „Sammelbegriff" ist, wie Weber (1927) betont, wäre es besser, dieses Element Metacoracoid zu nennen. Der Name Metacoracoid stammt von Lydekker (1893) und wurde noch in demselben Jahr von Howes (1893) für das „posterior Coracoid" der Monotremen verwendet. Die dabei von beiden Autoren geäußerten Ansichten über die Homologie dieses Elements stimmen jedoch nicht mit der überein, die heute Gültigkeit hat.

Unsere eigenen Erkenntnisse über die frühe Entwicklung der Coracoidplatte bei den Monotremen können leider keinen Beitrag zu der Frage nach der Homologie mit den ancestralen Reptilformen liefern. Dennoch lassen sich wichtige Zusammenhänge in der Entwicklung der rudimentären Coracoidelemente bei den übrigen Säugetieren aufzeigen.

Die Rudimente der Coracoidelemente bei den Marsupialia und Eutheria

Bei allen untersuchten Embryonalstadien bildet die Coracoidscapularplatte eine Einheit. Allem Anschein nach erfolgte die Gliederung in die Einzelteile erst im weiteren Verlauf der Ontogenese. Dennoch lassen sich ihrer Form nach die Anlagen der einzelnen Elemente selbst in der frühen Morphogenese erkennen.

Das Procoracoid ragt als mesenchymale Anlage schon bei den *Ornithorhynchus*-Embryonen von 8,5 und 9 mm SSL deutlich nach vorn, obwohl es zusammen mit der gesamten Coracoidplatte noch weit lateral von der Medianebene liegt. Wenn es später zur Verlagerung der Anlagen zur Medianen hin kommt, ist die Ausformung des Procoracoids praktisch schon vollzogen, wie man es bei den Embryonen und Beuteljungen von *Ornithorhynchus* von 10 und 16,75 mm SSL und von *Tachyglossus* von 12,5 und 25 mm SSL beobachten kann. Die Procoracoidanlage läuft als eine breite kontinuierliche Fortsetzung der gesamten Coracoidplatte weit nach cranial und legt sich hier gleich von Anfang an dicht an das mediale Ende der Clavicula. Diese Lage ist für die Erklärung der Homologieverhältnisse mit den übrigen Säugetieren außerordentlich wichtig.

Broom (1897, 1899, 1902, 1912) hat als erster das Vorkommen von völlig ausgebildeten Coracoidea in der Embryogenese der Marsupialia festgestellt. Es ist zwar vor allem die Anlage des Metacoracoids, die hier zum Vorschein kommt, doch bei einem 8,5 mm großen Embryo von *Trichosurus* hat Broom (1899) auch eine Andeutung der Procoracoidanlage gefunden. Er schreibt: "In front of the coracoid, and between it and the developing clavicle, is a very thin and feeble developed continuous sheet of mesenchymatous cells. It is best developed at its anterior end ... As it represents almost exactly the area occupied by the precoracoid in the Monotremes, it seems to me probable that it represents that structure." Bei älteren Embryonen wird diese Anlage rückgebildet. Dennoch sieht man an dieser Stelle bei den 14,8 und 17 mm großen Beuteljungen von *Trichosurus* noch Rudimente, die Broom als Omosternum bezeichnet: "The omosternum is a small, irregularly oval cartilage which les between the sternum and the clavicle ... It is quite distinctly differentiated from the sternum." Wie ich beweisen konnte, ist dieses Omosternum ein Rest der Procoracoidanlage jüngerer Stadien. In größeren von Embryonen-Serien sieht man diesen Entwicklungsablauf ganz deutlich. In der letzten Zeit habe ich ein umfangreiches Material von mehr als 70 Embryonen von 5 verschiedenen Marsupialia-Arten, darunter auch 23 Embryonen und Beuteljungen von *Trichosurus*, untersucht. Dabei kam ich im Hinblick auf die Entwicklung des Monotremen-Schultergürtels zu aufschlußreichen Feststellungen. So entsteht die Procoracoidanlage zuerst in einer engen Verbindung mit der Metacoracoidanlage. Die Ähnlichkeit mit der Coracoidplatte der Monotremenembryonen ist erstaunlich groß. Später wird die Procoracoidanlage teilweise rückgebildet. Sie verliert die Verbindung mit dem Metacoracoid, bleibt jedoch in enger Verbindung mit dem medialen Ende der Clavicula und dem dorsocranialen Rand der Sternalanlage. Das ist genau dieselbe Lage, die der vordere Abschnitt des Procoracoids bei den Monotremen einnimmt. Bei den Marsupialia wird aus diesem Rudiment das relativ große Zwischenstück, das die Clavicula mit dem Sternum verbindet und das man als Praeclavium (Gegenbaur, 1864) bezeichnet. Man müßte noch eine Entwicklungsreihe von Jungtieren untersuchen, um diese Feststellung zu beweisen. Ich glaube aber, daß die Untersuchungen an Embryonen ganz deutlich darauf hinweisen. Allem Anschein nach werden außerdem Materialreste der Procoracoidanlage auch noch in das Manubrium sterni einbezogen.

In der Embryogenese der Eutheria tritt in der Nähe des medialen Clavicularendes eine mesenchymale Verdichtung auf, die der isolierten Procoracoidanlage späterer Stadien von Marsupialiern sehr ähnlich sieht. Sie liegt ebenfalls zwischen der Clavicula und der Sternalleiste, bildet aber später kein selbständiges Zwischenstück, sondern verschmilzt mit der Sternalleiste. Nur ausnahmsweise und sehr unregelmäßig kann dieses Element noch in adultem Zustande selbständig auftreten, und zwar als ein Paar kleiner Knochenstücke am dorsocranialen Rand des Manubriums. Es sind die sog. Ossa suprasternalia, die uns vor allem vom Menschen und von Menschenaffen bekannt sind (Luschka, 1859; Rambaud u. Renault, 1864; Pässler, 1931; Cobb, 1937; Schultz, 1944; Ashley, 1955). Die ganze Anlage, die paarig entsteht, liegt in der Nähe einer unpaaren medialen Anlage, die wir weiter unten unter der Bezeichnung Pars chondralis interclaviculae besprechen werden. Diese beiden Anlagen zusammen werden entweder Episternal-

(Gegenbaur, 1864) oder Suprasternalgebilde (Ruge, 1880) genannt. Die meisten Fehler, die bei der Homologisierung dieser Gebilde gemacht worden sind, beruhen auf der Tatsache, daß man die paarigen Anlagen nicht von den unpaaren unterschieden hat. Hierher gehören die Vergleiche des ganzen Gebildes mit dem Episternum oder Prosternum. Davon abgesehen, könnte man, theoretisch betrachtet, die paarigen Suprasternalgebilde als Rudimente eines der beiden Coracoidelemente ansehen, von der Clavicula ableiten, oder auch für eine Neubildung halten.

Ich halte die erste Möglichkeit für die richtige. Sie wurde schon früher von Öhngren (1919), Cobb (1937) und Reiter (1942) vertreten. Alle drei Autoren haben die Suprasternalia mit dem vorderen Coracoidelement verglichen, obwohl Öhngren und Cobb es als Epicoracoid, Reiter als Procoracoid bezeichneten. Meiner Meinung nach liefern die Untersuchungen an Embryonen von Monotremen und Marsupialiern genügend überzeugende Gründe, die Homologie der Suprasternalia mit den Procoracoidea als gesichert anzusehen.

Für die Ableitung der Suprasternalia von den Claviculae (Goette, 1887; Dawson, 1925, 1927) bestehen keine Gründe, ebensowenig wie für die Ansicht, die Suprasternalia seien eine Neubildung.

Bei der Clavicularentwicklung gibt es eine Komplikation. Zunächst einmal muß streng zwischen der vorknorpeligen Suprasternalanlage und dem vorknorpeligen Abschnitt der Clavicula unterschieden werden. Es ist eine bekannte Tatsache, daß die Claviculae der Säugetiere, genauer gesagt der Marsupialia und Eutheria, nicht nur auf einer deckknöchernen Basis entstehen, sondern, daß sie in ihren beiden Enden auch echtes Knorpelgewebe enthalten (Gegenbaur, 1864). Man unterscheidet demnach eine deckknöcherne Dermato-Clavicula oder Os thoracale von einer knorpeligen Chondro-Clavicula (Fuchs, 1912; Nauck, 1929, 1938). In dem knorpelig angelegten Abschnitt sah man Reste des Coracoidelements der Anura, da diese Untersuchungen vor allem am Material von Amphibien durchgeführt wurden (Fuchs, 1922, 1924, 1926). Wenn auch in der menschlichen Clavicula ein ganz spezifischer histogenetischer Vorgang festgestellt wurde, der mehr einer chondralen als einer desmalen Ossifikation nahesteht (Koch, 1960), ändert das dennoch nichts an der Tatsache, daß die Clavicula morphologisch eine einheitliche Struktur darstellt, die keine anderen Elemente in sich aufnimmt. Die Reste der Coracoidelemente, ob als Praeclavium oder als Suprasternalia, bilden sich völlig unabhängig von der Clavicularanlage. Sie liegen zwar in unmittelbarer Nähe, bleiben dann aber entweder selbständig (Praeclavium), oder sie sind in das Manubrium sterni einbezogen und können höchstens noch als kleine isolierte Rudimente persistieren (Suprasternalia). Ein Vergleich der morphogenetischen Vorgänge bei den Monotremen, den Marsupialia und den Eutheria zeigt die unabhängige Entwicklung der Coracoidelemente und der Clavicula besonders deutlich. Ich stimme Starck (Manuskript) völlig zu, der den Knorpel in der Clavicula für einen sekundären, reinen Wachstumsknorpel hält, wie man ihn von vielen anderen Stellen des Säugetierskeletes kennt, z. B. den Sekundärknorpel im Os dentale.

Unsere Feststellungen über das Procoracoid wollen wir zusammenfassen: Das Procoracoid der Monotremen ist homolog dem Praeclavium, das bei den meisten Marsupialia und einigen Eutheria vorkommt. Es wird wahrscheinlich auch teilweise in das Manubrium sterni der Marsupialia einbezogen. Bei den Eutheria beteiligt sich die Procoracoidanlage in erheblichem Ausmaß an der Bildung des Manubrium sterni und bildet gelegentlich die rudimentären Ossa suprasternalia. Mit dem knorpelig vorgebildeten Clavicularabschnitt ist das Procoracoid nicht identisch (Abb. 33).

Der metacoracoidale Abschnitt der gesamten Coracoidplatte bei den Monotremen reicht schon als mesenchymale Anlage weit nach caudomedial. Hier nähert er sich dem cranialen Abschnitt der Sternalleiste, und zwar schon in dem Stadium, wo die beiden Anlagen noch weit von der Medianebene entfernt sind (*Ornithorhynchus*-Embryonen von 8,5 und 9 mm SSL). Später, wenn sich alle paarigen Anlagen von lateral her in die Mediane verschoben haben, kommt die Metacoracoidanlage noch in die Nähe der unpaaren Pars chondralis interclaviculae (*Ornithorhynchus* von 10 und 16,75 mm SSL, *Tachyglossus* von 12,5 und 25 mm SSL). Wo die Grenze zwischen dem Metacoracoid und dem vorne liegenden Procoracoid verläuft, läßt sich an der Coracoidplatte nicht genau feststellen. Sie muß ungefähr in der Höhe der caudalen Hälfte der Pars chondralis interclaviculae verlaufen.

Bei den Marsupialia wiederholen sich gewissermaßen dieselben morphogenetischen Vorgänge. Der metacoracoidale Abschnitt der gesamten Coracoidplatte nähert sich zuerst von dorsolateral der Sternalleiste. Später verschmilzt er mit ihr und nimmt auch noch Kontakt mit der unpaaren Anlage der Pars chondralis interclaviculae auf, wie ich es bei vielen Embryonen feststellen konnte. Noch später kommt es zur Rückbildung des Metacoracoids, und zwar zuerst im sternalen, anschließend im scapularen Bereich. Weil es vorher zur Verschmelzung mit der Sternalleiste kam und das Gewebe der beiden Elemente eine ziemlich kontinuierliche Einheit bildet, läßt sich bei den Rückbildungsvorgängen nur sehr schwer feststellen, welche Bereiche durch die Reduktion völlig und welche nur teilweise betroffen sind. Es sieht jedenfalls so aus, als ob noch Materialreste des Metacoracoids in das Manubrium sterni einbezogen wurden. Was wir bei den Marsupialia Metacoracoidrudimente nennen, entspricht der Struktur, die Broom (1899) als Coracoid bezeichnet.

Mit Sicherheit läßt sich nicht entscheiden, ob in die Sternalanlage der Eutheria Reste des Metacoracoids einbezogen werden. Als Rudiment der gesamten Coracoidplatte kommt nur eine einheitliche Mesenchymalverdichtung vor, die ihrer Morphogenese nach, wie oben erwähnt, mehr dem procoracoidalen Abschnitt entspricht. Ob in diesem Rudiment auch noch Reste des metacoracoidalen Abschnittes erhalten sind, läßt sich nicht mit Sicherheit sagen. Ich halte das dennoch für möglich und sogar für wahrscheinlich, denn erstens ist die Anlage bei den Eutheria ziemlich groß und liegt in der Nähe von den Sternalleisten und von der unpaaren Pars chondralis interclaviculae, wie das auch bei den Monotremen und Marsupialia der Fall ist. Zweitens, bilden die Anlagen des Procoracoids und Metacoracoids auch in der frühen Embryogenese der Monotremen ursprünglich eine einheitliche Struktur, die sich erst später gliedert. Drittens, kommt auch bei den Marsupialia zuerst eine einheitliche Coracoidplatte zum Vorschein, deren metacoracoidaler Abschnitt wahrscheinlich nur unvollständig reduziert wird und teilweise in das Manubrium sterni übergeht (Abb. 33).

Die Interclavicula der Monotremen und Reptilien

Parker (1868) beschrieb die Interclavicula und das Sternum eines adulten *Ornithorhynchus* wie folgt: "The interclavicle is much larger than is usual even in the Lizards ... The true manubrium, or praesternum, is as broad as the base of the overlapping interclavicle; it is composed of two parts, which are separated by an uncleft band of cartilage. The anterior division of the praesternum is only partially ossified by endostosis; it is firmly interlocked between the interclavicle and the coracoids ..." Nach der von Parker veröffentlichten Abbildung läßt sich jedoch vermuten, daß die als „anterior division of the praesternum" bezeichnete Struktur lediglich der breiten Schicht des sekundären Knorpels entspricht, die bei den adulten Monotremen den Schultergürtel von dorsal bedeckt (Abb. 6B). Erst anhand der Abbildungen von zwei subadulten Exemplaren von *Tachyglossus* (Parker, 1868) läßt sich im Bereich der Interclavicula tatsächlich die Andeutung einer Doppelstruktur erkennen. Bei dem älteren Exemplar (three-fourth adult) legt sich dem knöchernen ventralen Abschnitt der Interclavicula von dorsal noch eine weitere Knochenstruktur an. Die beiden sind eng miteinander verbunden. Ihre caudalen Ränder sind jedoch durch eine angedeutete Naht getrennt. Bei dem jüngeren Exemplar (half-grown) ist der dorsale Abschnitt noch nicht verknöchert, sondern rein knorpelig angelegt. Parker gibt leider keine Beschreibung dazu.

Dennoch schreibt später Gegenbaur (1898): „Daß ein wahres Episternum sich mit sternalem Knorpel zum Episternum der Monotremen verbindet, geht aus den Darstellungen von W. K. Parker bei jungen Echidnen hervor." Und weiter schreibt Gegenbaur in diesem Zusammenhang, daß das Episternum der Monotremen „als Belegknochen mit einem vom Sternum gebildeten Knorpel sich vereinigt". Demnach sollte also die Interclavicula der Monotremen ein Verschmelzungsprodukt aus zwei genetisch verschiedenen Elementen sein: einem desmalen, exoskeletalen und einem chondralen, endoskeletalen.

Diese Vermutung Gegenbaurs wurde nur von einigen Autoren übernommen (Bütschli, 1910; Kingsley, 1925; Weber, 1927). Meistens jedoch wurde der doppelte Ursprung der Interclavicula der Monotremen übersehen oder einfach nicht erwähnt.

Braus (1921) veröffentlichte in seiner „Anatomie des Menschen" eine Originalabbildung eines Wachsplattenmodells des Schultergürtels vom *Tachyglossus*-Embryo. Seine Beschreibung ist leider sehr kurz. Auch aus der Abbildung geht nicht eindeutig hervor, inwieweit und ob überhaupt die desmale Interclavicularanlage mit einem anderen Element verschmilzt. Es läßt sich lediglich erkennen, daß sich der desmalen Interclavicula von dorsal her der craniale Abschnitt des Sternums anlegt.

Erst Nauck (1929) brachte einen einwandfreien Beweis dafür, daß die Interclavicula der Monotremen aus zwei verschiedenen Elementen entsteht. Er untersuchte zwei Embryonen von *Tachyglossus*. Bei beiden fand er eine Interclavicularanlage, die ventral aus einem desmalen, dorsal aus einem knorpeligen Abschnitt besteht. Beide legen sich dicht aneinander und allem Anschein nach beginnen sie zu verschmelzen. Wie aber diese Elemente entstanden, ob sie unpaarer oder paariger Herkunft sind, in welchem Zusammenhang sie mit dem Sternum stehen und wie sie sich weiterentwickeln, das konnte jedoch anhand des mangelhaften Materials, das Nauck zur Verfügung hatte, nicht festgestellt werden. Doch schon die bloße Feststellung, daß es tatsächlich eine Doppelanlage der Interclavicula gibt, war ein wichtiges Ergebnis.

Trotzdem, ähnlich wie früher die Vermutung von Gegenbaur (1898), wurde auch die Arbeit von Nauck (1929) wenig beachtet. Nur Remane (1936) übernahm die Nauckschen Ergebnisse. Auch Marinelli (1955) schildert die Entstehung der Interclavicula von *Tachyglossus* auf dieselbe Weise, wie Nauck, ohne jedoch die Quelle zu nennen. Lessertisseur u. Saban (1967) schreiben: «La ceinture dermique, toute entière ventrale, forme un os impair en T, apparemment unique chez l'adulte, en réalité constitué par la fusion de quatre éléments, d'où le nom d'os quaternaire (Gegenbaur).» Diese Beschreibung entspricht genau den Angaben von Nauck, der auch den Namen „Os quaternarium" einführte. Lessertisseur u. Saban (1967) schildern außerdem noch einen eigenen Befund. Sie fanden bei einem jungen *Ornithorhynchus*, daß sich von dorsal an die desmale Interclavicula ein weiteres, schon ossifiziertes Knochenstück anlegt, das sie als knorpelig präformiertes Prosternum bezeichnen. Nach Lessertisseur u. Saban soll es paarig angelegt sein, was ich aber nicht für sehr wahrscheinlich halte, denn nach der Zeichnung, die nicht ganz überzeugend wirkt, kann es sich um eine sekundäre oberflächliche Furche handeln.

Unseren eigenen Ergebnissen nach entsteht die Interclavicula der Monotremen aus zwei bzw. aus drei verschiedenen Elementen. Das erste ist ein exoskeletaler Teil, der sich paarig, lateral von der Medianlinie bildet, bald aber in der Medianebene zu einem einzigen Gebilde verschmilzt. Dieser Teil wird zum ventralen Abschnitt der Interclavicula. Er zeigt das Bild einer typischen desmalen Ossifikation. Ich nenne ihn Pars desmalis interclaviculae. Das zweite Element ist ein endoskeletaler Teil, dessen unpaare Anlage in der Medianen entsteht. Er bildet den dorsalen Abschnitt der Interclavicula, der knorpelig präformiert ist. Ich bezeichne ihn als Pars chondralis interclaviculae. Das dritte Element, das sich nur teilweise und nicht in jedem Fall an der Bildung der Interclavicula beteiligt, ist die Clavicula. Ihre desmal ossifizierte paarige Anlage kann weit nach caudal ziehen und durch ihre Ausläufer mit der Pars desmalis interclaviculae verschmelzen. In adultem Zustand ist die Clavicula mit der Interclavicula fest verbunden. Sie kann mit ihr sogar vollständig verschmelzen. Alle drei genannten Elemente zusammen bilden den typischen T-förmigen Knochen der Monotremen.

Für diesen Knochen hat Nauck (1929) den Namen Os quaternarium vorgeschlagen. Er wollte damit zum Ausdruck bringen, daß diese Struktur aus insgesamt vier Teilen besteht: aus zwei Claviculae, einem unpaaren knöchernen Episternum und einem unpaaren knorpeligen Prosternum. Wie schon erwähnt, haben Lessertisseur u. Saban (1967) diesen Namen übernommen. Ich halte diese Bezeichnung nicht gerade für glücklich. Sie sagt nichts über die phylogenetischen Beziehungen, noch über die histogenetische Entwicklung aus. Außerdem hat sich bei meinen Untersuchungen herausgestellt, daß sich die von Nauck für unpaar gehaltene Anlage des knöchernen Episternums paarig anlegt, so daß nicht vier, sondern fünf Einzelteile am Bau des T-förmigen Knochens beteiligt sind.

Die Nomenklaturfragen sind recht verwickelt, da man versuchte, die Einzelelemente der Monotremen mit jenen der fossilen oder rezenten Reptilien zu vergleichen. Durch den Nachweis von bestimmten Homologien versuchte man dann sich über die Nomenklatur zu einigen. Die wahren Zusammenhänge sind jedoch bis heute nicht ganz eindeutig geklärt.

Viele Autoren betrachten einfach die Interclavicula der Monotremen und die der Reptilien als homolog ohne nähere Vergleiche angestellt zu haben. Daß die Interclavicula der Monotremen ihren Ursprung in zwei verschiedenen Anlagen hat, wird dabei meistens nicht berücksichtigt. „Bei primitiven Landwirbeltieren ... ist ein neues Knochenelement, die Interclavicula, entstanden ... Die Interclavicula persistiert bei vielen Reptilien und den primitiven eierlegenden Säugetieren ..." schreibt Romer (1956) und zeigt damit am deutlichsten, wie unkompliziert der ganze Vergleich erscheinen mag. Die Bezeichnung Interclavicula haben für die Monotremen Parker (1868), Hanson (1919, 1920), Weber (1927), Remane (1936), Gregory (1947), Romer (1956), Goodrich (1958), Lessertisseur u. Saban (1967) und Vandebroek (1969) benützt.

Gegenbaur (1864, 1898) bezeichnet die Interclavicula der Reptilien genau wie die der Monotremen als Episternum, unterscheidet jedoch ein „wahres Episternum" der Reptilien von dem „Episternum der Monotremen". Auch viele andere Autoren benützen den Namen Episternum, der eigentlich von Cuvier stammt, für die Interclavicula der Monotremen: Nuhn (1878), Westling (1889), Bütschli (1910), Huntington (1918), Braus (1921), Gladstone u. Wakeley (1932), Marinelli (1955). Wie schon Remane (1936) richtig bemerkt hat, wäre es besser, diesen Namen zu meiden, da der Name Episternum gleichzeitig für die dermale Interclavicula der Reptilien, für das großenteils knorpelige Omosternum der anuren Amphibien und für „den vorderen Komplexknochen am Sternum der Monotremen" verwendet wurde.

Um den Unterschied zwischen dem „dermalen Episternum niederer Formen" und dem „knorpelig-knöchernen Gebilde" der Monotremen zum Ausdruck zu bringen, hatte Wiedersheim (1909) den Namen Prosternum benützt. Er schreibt: „Ich zähle zum Prosternum das große, früher Episternum genannte Stück, welches sich bei *Ornithorhynchus* vorne an das eigentliche Sternum anschließt." Der Name ist irreführend, weil er zu sehr dem Praesternum der Reptilien ähnelt. Er wurde auch später nicht mehr erwähnt.

Ebenso verwirrend wirkt die Bezeichnung Praesternum, die Marinelli (1955) für die Interclavicula der Monotremen gebraucht hat. Marinelli schreibt, daß das unpaare Medianstück von T-Form „aus einem knorpelig vorgebildeten, zum Sternum zu rechnenden Abschnitt entsteht ... Dazu gesellt sich ein dermales Element (Interclavicula) und beide verschmelzen zu einem Praesternum". An einer anderen Stelle spricht aber Marinelli statt von einem Praesternum von einem Episternum.

Die Bezeichnungen Prosternum und Praesternum wurden früher aber ausschließlich für die knorpelige Interclavicularanlage verwendet, soweit diese von der desmalen Anlage unterschieden wurde. Parker (1868) spricht als erster in diesem Zusammenhang über ein Praesternum. Gegenbaur (1898), Bütschli (1910), Nauck (1929) und Lessertisseur u. Saban (1967) nennen diese knorpelige Anlage Prosternum. Beide Namen sind wenig exakt. Als Praesternum wird meistens das knorpelige Sternum der Reptilien bezeichnet. Als Prosternum bezeichnet man schlicht den Abschnitt des Säugetier-Sternums, der vor dem ersten Rippen-

Tabelle 3. Interclavicula der Monotremen. Übersicht der Synonyma

Eigene Bezeichnung	Synonyma	Autoren
Claviculae + Interclavicula	Os quaternarium	Nauck, 1929 Lessertisseur u. Saban, 1967
Interclavicula	Episternum	Gegenbaur, 1864, 1898 Nuhn, 1878 Westling, 1889 Bütschli, 1910 Huntington, 1918 Gladstone u. Wakeley, 1932 Marinelli, 1955 Müller, 1968
	Interclavicula	Parker, 1868 Hanson, 1920 Weber, 1927 Remane, 1936 Gregory, 1947 Devillers, 1954 Romer, 1956 Goodrich, 1958 Lessertisseur u. Saban, 1967 Vandebroek, 1969
	Prosternum Praesternum	Wiedersheim, 1909 Marinelli, 1955
Pars desmalis interclaviculae	Interclavicula	Parker, 1868 Marinelli, 1955 Lessertisseur u. Saban, 1967
	Episternum	Gegenbaur, 1898 Bütschli, 1910 Weber, 1927 Nauck, 1929
Pars chondralis interclaviculae	Praesternum	Parker, 1868 Weber, 1927 Remane, 1936
	Prosternum	Gegenbaur, 1898 Bütschli, 1910 Nauck, 1929 Lessertisseur u. Saban, 1967

paar liegt („präcostaler Fortsatz" — Eggeling, 1906). Ich stimme Remane (1936) zu, daß es besser sei, die bei den Säugetieren häufig angewandten Namen Praesternum oder Prosternum zu meiden, da sie Anlaß zu einer voreiligen Identifizierung mit dem Praesternum der Reptilien geben könnten. Dennoch bezeichnet auch Remane an einer anderen Stelle die knorpelige Interclavicularanlage der Monotremen als Praesternum, obwohl er bei den übrigen Säugetieren grundsätzlich nur von Manubrium sterni spricht.

Die desmale Interclavicularanlage der Monotremen, falls sie als selbständige, von der knorpeligen getrennte Anlage erkannt wurde, wird entweder als Interclavicula (Parker, 1868; Marinelli, 1955; Lessertisseur u. Saban, 1967) oder als Episternum (Gegenbaur, 1898; Bütschli, 1910; Nauck, 1929) benannt.

Für eine genauere morphologische Interpretation dieser Struktur wäre es wichtig zu wissen, wie der Entwicklungsablauf der Interclavicula und des Sternums in der Ontogenese der rezenten Reptilien vor sich gegangen ist. Die rezenten Reptilien haben keine verwandtschaftlichen Beziehungen zu den Monotremen. Die Untersuchung ihrer Ontogenese könnte dennoch Hinweise geben, welche Wege und Möglichkeiten bei der Entwicklung ihres Schultergürtels und Sternums eingeschlagen wurden. Dabei muß man sich im klaren sein, daß an rezenten Reptilien erhobene Befunde nicht direkt auf die Monotremen übertragen werden können. Als Modellvorstellung wäre diese Untersuchung aber eine wichtige Hilfe. Über die Entwicklung der Interclavicula und des Sternums bei den rezenten Reptilien wissen wir jedoch noch sehr wenig. Allem Anschein nach ist die Anlage der Interclavicula rein desmal, ohne Andeutung irgendeines knorpeligen Elementes. Die frühesten mesenchymalen Anlagen deuten einen paarigen Ursprung an (Geldern, 1925). Beim Alligator soll zwar die erste Anlage unpaar sein, die spätere Verknöcherung geht jedoch von paarigen Knochenkernen aus (Kälin, 1929). In der frühen Ontogenese kommt es nicht zur Verbindung der Interclavcularanlage mit der Sternalanlage. Das Sternum entsteht paarig. Die vorknorpeligen Sternalleisten hängen vorn mit den medialen Teilen der Coracoidscapularplatten zusammen. Später verschmelzen sie zu einem meist einheitlichen Sternum, das auch bei erwachsenen Tieren nur rein knorpelig erhalten bleibt. Eine unpaare Sternalanlage in cranialem Bereich wurde nicht festgestellt. Meiner Meinung nach ist jedoch die Morphogenese des Sternums und der Interclavicula bei den Reptilien so unzureichend bekannt, daß sich Schlußfolgerungen oder Vergleiche von selbst verbieten. Wenn man bedenkt, welch großen Materials und wie vieler Untersuchungen es bedurfte, um die Morphogenese des Sternums der höheren Säugetiere richtig zu verstehen, muß man feststellen, daß wir in dieser Hinsicht über die Reptilien so gut wie nichts wissen.

Die Interclavicula und das Sternum der adulten Reptilien zeigen in ihrer Ausbildung eine ganz erhebliche Vielfältigkeit (Camp, 1923; Remane, 1936; Romer, 1956; Guibé, 1970). Die Interclavicula ist stabförmig (Crocodilia) oder T-förmig (*Sphenodon*, *Iguana*), kreuzförmig (*Tiliqua*, *Hemidactylus*) oder vielfach gegabelt (*Agama*). Bei den Schildkröten wird sie in das Plastron des Bauchpanzers eingebaut. Bei den Chamäleonen und einigen Eidechsen ist sie völlig rückgebildet, genau wie bei den Schlangen, denen jedoch der ganze Schultergürtel und nicht nur die Interclavicula fehlt. Wenn sie entwickelt sind, legt sich seitlich die Interclavicula dicht den Claviculae an (den Krokodilen fehlen die Claviculae, dagegen bleibt die Interclavicula erhalten). Der caudale Abschnitt der Interclavicula überlagert von ventral das Sternum.

Das Sternum bleibt aber, wie schon gesagt, als eine knorpelige Struktur während des ganzen Lebens erhalten und steht mit mehreren Rippenpaaren in Verbindung. Meistens bildet es eine einheitliche breite Platte, die nur bei wenigen Formen eine undeutliche und morphologisch nicht genau definierbare Gliederung in Prosternum, Mesosternum und Xiphisternum zeigt. Nur das Prosternum liegt dann dicht an der Interclavicula. Größe und Gestalt des Prosternums, wie auch seine Verbindung mit den Procoracoidea oder die Zahl der sich anlegenden Rippen variieren aber sehr stark.

Die Fossilfunde sagen über die Entwicklung der Interclavicula und des Sternums nur wenig aus. Besonders über das Sternum wissen wir so gut wie nichts, vor allem deshalb, weil die knorpelige Struktur in dem fossilisierten Material nicht erhalten blieb. Nur bei wenigen fossilen Reptilien sind verknöcherte Sterna vorhanden. Bei ihnen handelt es sich aber um solche Arten, die für die Abstammung der Säugetiere keine Bedeutung haben (z. B. Pterosauria, Dinosauria). Es ist dabei nicht ohne Interesse, daß bei den meisten Reptilien mit großem verknöcherten Sternum die Interclavicula wahrscheinlich völlig rückgebildet ist (Remane, 1936; Piveteau, 1955, 1958, 1961).

Bei den meisten Stammreptilien, Cotylosauria, ist die Interclavicula recht groß; die Gestalt des Sternums ist leider unbekannt. Pelycosauria, die ältesten synapsiden Reptilien aus dem Perm, die den Säugern vorausgingen, hatten ebenfalls eine deutlich ausgebildete Interclavicula, die in manchem der Interclavicula der Stammesreptilien ähnelt. Sie war oft relativ groß, kreuz- oder stabförmig und bildete bei einigen Arten einen breiten Schild (*Dimetrodon*). Über das Sternum der Pelycosauria fehlen genauere Kenntnisse. Bei den progressiven säugerähnlichen Formen aus dem Trias, den Therapsida, ist die Interclavicula zwar immer noch gut entwickelt. Doch kann man in der Therapsiden-Stammreihe die Tendenz zur Rückbildung der Interclavicula beobachten (Romer, 1956; Piveteau, 1961; Starck, Manuskript). Dennoch findet man eben bei den Therapsida auch solche Formen, bei denen die Interclavicula caudal einen flachen Schild bildet, der sich von ventral dem Sternum breit anlegt (z. B. *Dicynodon*) und gewissermaßen der Interclavicula der Monotremen ähnelt.

Von den ältesten bekannten Säugergruppen aus dem Mesozoikum (Docodonta, Multituberculata, Triconodonta, Pantotheria) sind praktisch nur Schädelfragmente als Fossilmaterial erhalten. Deshalb wissen wir nichts über die Ausbildung ihres Schultergürtels und Sternums. Auch die Fossilgeschichte des Schultergürtels und des Sternums der Monotremen ist völlig unbekannt.

Dieser Vergleich zeigt eindeutig, daß mit Sicherheit keine Zusammenhänge in der Ausbildung der Interclavicula von den Monotremen und den Reptilvorfahren nachgewiesen werden können. Die knöcherne Interclavicula der Reptilien legt sich zwar von ventral an das knorpelige Sternum, ähnlich, wie sich der desmale Abschnitt der Interclavicula der Monotremen an den chondralen Interclavicularabschnitt anlegt, es fehlen jedoch Beweise für eine direkte Homologisierung dieser Elemente. Allem Anschein nach ist die Interclavicula der Monotremen mit der der Reptilien nicht identisch. Nur ihr desmaler Abschnitt dürfte der Interclavicula der Reptilien entsprechen. Ob der chondrale Abschnitt dem vorderen Teil des Reptilsternums homolog ist, läßt sich nicht entscheiden. Weder ontogenetische noch phylogenetische Hinweise sind dafür vorhanden.

Um unnötige nomenklatorische Verwirrung zu vermeiden, verwende ich für die gesamte Interclavicularstruktur der Monotremen (ohne Claviculae) trotzdem den alten und allgemein bekannten Namen Interclavicula. Die zwei verschiedenen Elemente der Interclavicularanlage sind nur ihrer Ontogenese nach bekannt. Ihre phylogenetische Herkunft ist unklar. Deshalb sollte auch die Bezeichnung eher die histogenetischen als die morphologischen Zusammenhänge wiedergeben.

Ich nenne das paarige ventrale Element Pars desmalis interclaviculae, das unpaare dorsale Element Pars chondralis interclaviculae.

Die Rudimente der Pars chondralis interclaviculae bei den Marsupialia und Eutheria

Man fand bis heute bei den Reptilien keine Struktur, die der Pars chondralis
interclaviculae von den Monotremen entsprechen würde. Bei den Säugetieren
dagegen sind entsprechende Elemente sicher nachweisbar. Am cranialen Ende
des Säugetier-Sternums erscheint nämlich in der frühen Ontogenese ein vor-
knorpeliges unpaares Element, das genau auf dieselbe Weise entsteht, wie die
Pars chondralis interclaviculae der Monotremen. Die Morphogenese des Sternums
der Säugetiere, besonders was dieses unpaare Element betrifft, ist heute gut
bekannt und kann daher die Grundlage für weitere Vergleiche liefern.

Relativ spät wurde erkannt, daß bei der Sternalentwicklung der Säugetiere
ein unpaares Element auftritt. Zwar beschrieb schon Gegenbaur (1864) unter
dem Namen Episternalknochen einige Elemente am Vorderrand des Sternums,
die „bald paarig, bald unpaar" auftreten, die er als voll ausgebildete Strukturen
bei jungen oder adulten Tieren gefunden hatte. Er rechnet übrigens zu den
episternalen Skeletteilen den ganzen Komplex von Strukturen, die am cranialen
Ende des Sternums auftreten. Dazu gehört also nicht nur „ein unpaarer mittlerer
Theil des Episternale", sondern auch seitlich liegende paarige Strukturen, die
wir als Rudimente der Coracoidelemente oben schon besprochen haben. Das
unpaare Mittelstück hat Gegenbaur bei den Pinnipedia und bei einigen Nagetieren (*Coelogenys, Cavia*) festgestellt. Wie diese Struktur entsteht, blieb jedoch
ungeklärt.

Zwischen den vorderen Rändern der paarigen Sternalleisten und den Clavi-
cularanlagen entdeckte Ruge (1880) bei menschlichen Embryonen selbständige
mesenchymale Strukturen. Er bezeichnete sie als Suprasternalgebilde und be-
hauptete, sie hätten einen paarigen Ursprung, obwohl nach Ruges eigenen Darstellungen nicht nur paarige, sondern auch eine unpaare Struktur in diesem
Bereich auftreten. Eggeling (1904, 1906) schreibt, daß zwischen den gelegentlich
vorkommenden Ossa suprasternalia beim Menschen ein „nicht näher abzugren-
zender medianer Teil des präkostalen Abschnittes des Manubrium sterni" liege.
Auch aus den Darstellungen von Müller (1906) geht deutlich hervor, daß bei
einem menschlichen Embryo von 15 mm SSL in der Medianebene eine Anhäufung
vom verdichteten Mesenchym liegt, die jedoch in enger Verbindung mit den
seitlichen Anlagen steht. Müller verwendet für die mittlere sowie für die seitlichen Anlagen den Gegenbaurschen Gesamtbegriff Episternalgebilde. Ähnliche
Feststellungen an menschlichen Embryonen machte auch Reiter (1942). Außerdem
weist er aber noch darauf hin, daß dem mittleren Element eine gewisse Selb-
ständigkeit zukomme. Er bezeichnete es wie früher schon Eggeling (1906) als
„präcostalen Fortsatz". Meine eigenen Untersuchungen an menschlichen Embryonen (Klima, 1966, 1968) führten zu folgenden Ergebnissen. Bei den Embryonen von 17 mm SSL bildet sich eine unpaare Mesenchymalverdichtung in
der Medianebene zwischen den paarigen Suprasternalanlagen und den Sternalleisten, die seitlich von der Mediane liegen. Beim Embryo von 21 mm SSL, bei
dem die Suprasternalanlagen sowie die Sternalleisten in der Medianlinie eben
zu verschmelzen beginnen, liegt das unpaare mittlere Element als ein selbständiger

langer Wulst an der Verbindungsstelle der lateralen Sternalteile. Dieser Wulst ist bei diesem Stadium recht groß. Er reicht von der Clavicularhöhe bis in die Höhe des zweiten Rippenpaares. Ebenso wie die paarigen lateralen Sternalanlagen ist er vorknorpelig präformiert. Bei einem älteren Embryo von 27 mm SSL ist nur noch ein Rudiment dieses unpaaren Elementes im medioventralen Bereich des Sternums in der Höhe des ersten Rippenpaares erhalten. Ein Teil dieses Elements wurde offenbar in das knorpelige Manubrium sterni eingebaut, der Rest wird rückgebildet. Schon Ruge (1880) hat richtig bemerkt, daß „die Episternalreste nicht einfach dem Manubrium sich einverleiben, sondern sich zum größten Theile rückbilden". Wegen seiner Lage habe ich das mittlere Element „unpaare Ventralanlage" genannt (Klima, 1968).

Nicht nur beim Menschen, sondern auch bei den übrigen Säugern wurde das unpaare ventrale Element als solches im ganzen Komplex der Suprasternalstrukturen früher nur selten erkannt. Hoffmann (1879) fand es bei einem Mäuseembryo. Kravetz (1906) hielt den „Episternalapparat" bei der Maus für das Produkt eines indifferenten unpaaren Gewebes, das zwischen den Claviculae und dem Sternum liegt. Öhngren (1919) fand ein unpaares Element bei Embryonen von *Didelphis*. Gladstone u. Wakeley (1932) wiesen ein unpaares Element in der Sternalanlage eines Mäuseembryos und eine ähnliche Struktur bei einem Kaninchenembryo nach. Ich habe eine größere Zahl von Embryonen aus verschiedenen Gruppen der Eutheria untersucht und fand eine deutliche unpaare Ventralanlage bei einigen Insectivora, Dermoptera, Chiroptera, Primates, Rodentia, Lagomorpha und Artiodactyla (Klima, 1967, 1968). In der letzteren Zeit untersuchte ich daraufhin auch noch mehrere Embryonen verschiedener Marsupialier. Bei manchen von ihnen habe ich eine recht große unpaare Ventralanlage festgestellt (*Trichosurus, Phascolarctus, Phascolomys, Dasyurus, Perameles*), die noch viel mehr auffällt, als die der Eutheria. Es ist merkwürdig, daß Broom (1897, 1899, 1902), der der Embryonalentwicklung des Schultergürtels und des Brustbeins bei den Beuteltieren große Aufmerksamkeit widmete und teilweise dieselben Arten wie ich untersuchte, das unpaare Ventralelement nicht entdeckte. Aus seinen Modellen und Darstellungen geht jedenfalls nicht eindeutig hervor, auf welche Weise sich der mediale Cranialabschnitt des Sternums entwickelt. Auf diese Einzelheiten will ich erst später in einer besonderen Arbeit eingehen.

Zusammenfassend sei hier festgestellt, daß bei Beuteltieren und höheren Säugetieren in der Embryogenese ein selbständiges unpaares Element im ventrocranialen Bereich des Sternums auftritt. Beim Maulwurf, Flattermaki und den Fledermäusen entwickelt sich aus ihm ein markanter Kamm, die Crista manubrii, die zur Ursprungsfläche der mächtigen Brustmuskulatur wird. Das läßt sich durch die erhöhten funktionellen Anforderungen an die Arbeitskraft der vorderen Gliedmaßen erklären, die dem Fliegen (Fledermäuse), dem Flattern (Flattermaki) oder Wühlen in der Erde (Maulwurf) angepaßt sind. Jedoch auch bei jenen Säugetieren, bei denen der Kamm fehlt und eine einleuchtende Erklärung für das Vorhandensein eines solchen Gebildes fehlt (Marsupialia, Insectivora außer *Talpa*, Primates, Rodentia, Lagomorpha, Artiodactyla), ist das selbständige ventrale Element während der Embryogenese wenigstens vorübergehend vorhanden.

Die Tatsache, daß das selbständige unpaare Element regelmäßig bei den Vertretern von mehreren Säugerordnungen vorkommt, weist darauf hin, daß es sich bei den Säugetieren um ein homologes Gebilde handeln muß. Es spielt dabei keine Rolle, ob es bei erwachsenen Tieren zu einer Funktion notwendig und dementsprechend als Kamm ausgebildet ist, oder ob es nur während der Ontogenese als Rudiment vorübergehend nachzuweisen ist. Die frühe Entwicklung dieses Elements bleibt in beiden Fällen dieselbe. Wie dieses Gebilde bei den unmittelbaren Säuger-Vorfahren ausgesehen hat, ob es zum Sternum oder zur Interclavicula oder zu irgendeiner anderen Struktur gehörte und welche Funktion es besaß, wissen wir nicht.

Zwischen der frühen Entwicklung dieses unpaaren Elements von Marsupialia und Eutheria und der Entwicklung der Pars chondralis interclaviculae der Monotremen kann man eine völlige Übereinstimmung feststellen (Abb. 33). Beide sind unpaaren Ursprungs und vorknorpelig präformiert. Beide entstehen auf dieselbe Weise. Das unpaare Element der Marsupialia und der Eutheria liegt ursprünglich isoliert in der Medianebene, ventral von den paarigen Suprasternalanlagen und ventrocranial von den paarigen Sternalleisten. Die Pars chondralis interclaviculae der Monotremen liegt ebenfalls ursprünglich isoliert in der Medianebene, ventral von den paarigen Anlagen der Coracoidscapularplatten, ventrocranial von den paarigen Sternalleisten. Erst im Verlauf der weiteren Entwicklung treten erhebliche Unterschiede auf: Das unpaare Element der Marsupialia und der Eutheria legt sich von ventrocranial an die paarigen Suprasternalanlagen sowie an die Sternalleisten und verschmilzt mit diesen zu einem einheitlichen Manubrium sterni. Die Pars chondralis interclaviculae der Monotremen legt sich zwar auch von cranial an die paarigen Sternalleisten, lagert sich aber nicht von ventral an die paarigen Anlagen der Coracoidscapularplatten, sondern von dorsal her an die Pars desmalis interclaviculae, mit der sie später zu einer einheitlichen Interclavicula verschmilzt. Eine Verbindung mit dem Sternum ist nur während der Morphogenese vorhanden. Bei adulten Tieren ist sie nur in Form einer Synchondrosis vorhanden.

Pars chondralis interclaviculae bei den Vögeln?

Anhand dieser mehr oder weniger theoretischen Überlegungen soll noch auf eine interessante Parallele hingewiesen werden. So fand Frankenberger (1942, 1947) bei einem 29 mm großen Kormoranenembryo in der Brustbeinanlage ein unpaares Element, das er für ein Rudiment der Interclavicula hielt. Es handelt sich um ein ziemlich großes Gebilde, das dicht hinter dem caudalen Ende der Claviculae beginnt und in der Medianlinie als eine schmale hohe Lamelle nach caudal verläuft. Es liegt ventral zwischen den paarigen Sternalleisten, die sich in diesem Stadium eben in ihrem Cranialbereich zu berühren beginnen, in ihrem Caudalbereich aber immer noch weit voneinander entfernt sind. An der Berührungsstelle in der Medianlinie knicken die beiden breiten Sternalleisten fast im rechten Winkel ventralwärts um, wo sie Kontakt mit dem unpaaren Element aufnehmen. Später verschmelzen die ventralen Ausläufer der Sternalleisten mit dem unpaaren Element und bilden eine mächtige Crista sterni (Abb. 32).

Das unpaare Element ist gleich den Sternalleisten vorknorpelig präformiert. Es zeigt auch nicht den geringsten Anhalt für eine desmale Ossifikation, wie man sie für die Interclavicula annimmt. Dennoch ist Frankenberger der Meinung,

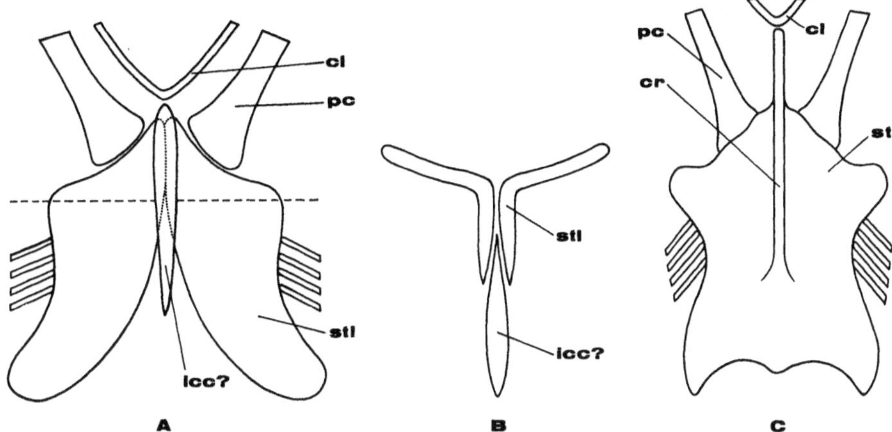

Abb. 32 A—C. Die Entwicklung des Sternums beim Kormoran (*Phalacrocorax carbo*). A Ventralansicht der Sternalanlage bei einem 29 mm großen Embryo. B Querschnitt durch dieselbe Anlage in der Höhe, die in Abb. A durch die gestrichelte Linie angedeutet ist. C Sternum eines erwachsenen Kormoranes. Die unpaare Ventralanlage (*icc*?), die später mit den paarigen Sternalleisten (*stl*) in eine Crista sterni (*cr*) verschmilzt, dürfte nach Frankenberger (1947) einem Rudiment der Interclavicula entsprechen

es könne sich um ein Homologon der Interclavicula niederer Vertebraten handeln. Er schreibt:

«Comment interprêter cette lame impaire? Il est tout naturel que, tout de suite, apparaisse l'idée de l'identification avec l'interclavicule des Stégocéphales et des Reptiles primitifs. Ses relations topographiques parlent bien en faveur de cette interprétation — son extrémité craniale coïncide avec l'extremité ventrale des clavicules, et elle est située comme une lame sagittale ventralement au sternum. Contre cette interprétation, on peut citer seulement une circonstance, quoique, sans doute, bien importante; c'est que l'interclavicule typique se développe partout où elle existe, comme un os dermal, sans un stade cartilagineaux, tandis que notre élément, chez le Cormoran, consiste en un blastème précartilagineux bien typique, qui, dans sa partie la plus épaisse, montre déjà la structure d'un jeune cartilage. Malgré cette circonstance importante je pense pourtant que notre idée d'homologie avec l'interclavicule est autorisée.»

Ich habe später das Kormoranenmaterial von Frankenberger selbst noch einmal untersucht. Meine Befunde stimmen mit denen von Frankenberger vollständig überein. Auch Untersuchungen an Embryonen von mehreren Vogelarten (Klima, 1962, 1964) bestätigen das Ergebnis: bei den carinaten Vögeln beteiligt sich an der Morphogenese des Sternums ein unpaares Vorknorpelstück zwischen beiden Sternalleisten. Die Crista sterni entsteht nicht nur aus den Sternalleisten, wie das früher, vor allem auf Grund der Arbeiten von Knopfli (1918) und Fell (1939) angenommen wurde. Nur die Basis der Crista wird von den Ausläufern der Sternalleisten gebildet. Der äußere ventrocraniale Abschnitt, der eigentlich den größten Teil des Brustbeinkammes darstellt, findet seinen Ursprung in dem selbständigen unpaaren Element. Die Deutung dieses Elements als Interclavicula niederer Vertebraten schien mir früher sehr zweifelhaft. Einwandfrei bewiesen war eigentlich nur seine Beteiligung an der Ausbildung der Crista sterni bei den Vögeln.

Dennoch scheint mir jetzt im Hinblick auf die neuen, in der vorliegenden Arbeit veröffentlichten Erkenntnisse über die frühe Entwicklung der Interclavicula bei den Monotremen, die Frankenbergersche Hypothese nicht mehr so unwahrscheinlich zu sein.

Zwischen dem fraglichen unpaaren Element in der Anlage des Vogelsternums und der Interclavicula der Reptilvorfahren von Vögeln könnte ein Zusammenhang bestehen, falls sich die Interclavicula der Reptilvorfahren von Vögeln ontogenetisch auf ähnliche Weise entwickelt hat, wie das der Fall bei den Monotremen ist. Somit wäre es durchaus möglich, daß das fragliche Element der Pars chondralis interclaviculae entspricht. Ein direkter Beweis dafür läßt sich natürlich kaum finden. Hierzu müßte man die Rückbildung der Interclavicula und den Umbau des Sternums von den Reptilvorfahren bis zu den rezenten Vögeln folgen können.

Die den Vögeln verwandtschaftlich am nähesten stehenden Pseudosuchia aus dem Trias besaßen noch eine recht große stabförmige Interclavicula (z.B. *Chasmatosaurus, Ornithosuchus, Sphenosuchus* — nach Hoffstetter, 1955). Wie das Sternum bei ihnen ausgebildet war, ist nicht bekannt. Der ancestrale *Archaeopteryx* aus dem späten Jura, der schon viele typische Vogelmerkmale zeigt, besaß keine Interclavicula mehr. Bei dem Berliner Exemplar sind nur lose Claviculae vorhanden, bei dem Londoner Exemplar von *Archaeopteryx* sind die Claviculae medial in eine typische Furcula der Vögel verschmolzen. Über die Frage, ob die Furcula der Vögel neben den Claviculae noch Rudimente einer Interclavicula enthält, herrschen verschiedene Meinungen. Jedenfalls tritt in der Embryogenese die unpaare vorknorpelige Sternalanlage nahe der Stelle auf, wo sich die desmale Furcula entwickelt. Wie diese Verbindung bei dem *Archaeopteryx* aussah, läßt sich leider nicht entscheiden. Das Londoner Exemplar trägt keine, das Berliner nur eine geringe, durch die Fossilisationsvorgänge stark beschädigte Crista sterni (Petronievics, 1921, 1925; de Beer, 1954; Piveteau, 1955).

Einen indirekten Hinweis könnte ein Vergleich der Morphogenese des Sternums bei den Vögeln und den rezenten Reptilien bringen. Doch ist, wie schon oben erwähnt, der genaue Entwicklungsverlauf des Reptiliensternums praktisch unbekannt.

Die Frage nach der Homologie zwischen der unpaaren Anlage der Crista sterni der Vögel und einem hypothetischen unpaaren Element der Interclavicula der ancestralen Formen bleibt also unbeantwortet. Ausgeschlossen ist es aber trotzdem nicht, daß hier ein Zusammenhang besteht, wie es das Beispiel der Monotremen-Interclavicula zeigt.

Das Sternum der Monotremen und der übrigen Säugetiere

Schon oben wurde festgestellt, daß das Sternum der Monotremen seinem allgemeinen Bauplan nach dem aller anderen Säugetiere entspricht. In einem wichtigen Merkmal aber weichen die Monotremen von diesem Bauplan ab. Ihr Sternum wird nämlich morphogenetisch ausschließlich aus den paarigen Sternalleisten gebildet, denn die Coracoidelemente und das unpaare Interclavicularelement sind noch in voller Funktion. Erst bei höheren Säugetieren sind diese Strukturen rückgebildet und werden während der Ontogenese in das Manubrium sterni einbezogen. Diese Weiterentwicklung des Reptilienschultergürtels über den der Monotremen zu dem der Säugetiere zeigt erstaunliche Zusammenhänge, die vielleicht doch etwas über die Phylogenie aussagen können.

Bei den Monotremen ist der ventrale Teil des Schultergürtels, wie wir ihn von den Reptilien kennen, noch erhalten. Das Metacoracoid und das Procoracoid sind relativ groß und werden auch funktionell beansprucht. Dasselbe betrifft die Pars chondralis interclaviculae, die in die Interclavicula eingebaut ist und mit ihr eine funktionelle Einheit bildet. Das Sternum legt sich von caudal her als ein relativ kleines Gebilde dem großen massiven Schultergürtel an.

Bei allen übrigen Säugetieren ist der ventrale Teil des Schultergürtels stark rückgebildet. Zur größten und praktisch einzigen Struktur im medialen Bereich hat sich das Sternum entwickelt. Es kam zum Verlust der Coracoidelemente ebenso wie der Interclavicula. Rudimente des Metacoracoids, des Procoracoids und der Pars chondralis interclaviculae können zwar noch in der Embryogenese als selbständige Strukturen vorkommen, in adultem Zustand sind sie jedoch in das Manubrium sterni einbezogen.

Das Manubrium sterni der Monotremen kann daher nicht als ein Homologon des Manubriums der Meta- und Eutheria betrachtet werden. Dennoch bleibe ich bei dieser für alle Säugetiere üblichen Bezeichnung, denn es wäre sinnlos und verwirrend, irgendeinen anderen Namen vorzuschlagen.

Die alte Auffassung von Parker (1868), nach der das Manubrium sterni der Monotremen direkt mit dem des Menschen vergleichbar ist, stimmt also nicht. Parker (1868) unterscheidet im cranialen Teil des Sternums der Monotremen zwei Abschnitte. Der vordere ist von der Interclavicula bedeckt, liegt cranial des ersten Rippenpaares und besitzt einen Knochenkern, das Proosteon. Der hintere liegt caudal des ersten Rippenpaares und besitzt zwei Knochenkerne, die Pleurostea. Parker schreibt: "The transverse cartilaginous tract which separates the proosteon from the first pleurosteon is broad; the latter bone belongs to the first costal arch, and is represented in Man by the whole Manubrium." Die Morphogenese des Monotremensternums kannte Parker jedoch nicht. Er konnte auch noch nicht wissen, auf welche Weise die Ossifikation des menschlichen Sternums verläuft, da sie erst später genau untersucht wurde (Albrecht, 1884; Paterson, 1900, 1902, 1904; Anthony, 1901, 1913; Markowski, 1902, 1905; Mall, 1906; Borovansky, 1930; Ashley, 1951, 1953, 1956; Merckling u. Metz, 1969). Auch die Frühentwicklung des menschlichen Sternums ist erst viel später geklärt worden (Ruge, 1880; Eggeling, 1906; Müller, 1906; Reiter, 1942; Klima, 1968).

Wie die Sternalleisten bei den Monotremen entstehen, ist für unsere Schlußfolgerungen ohne größere Bedeutung. Es läßt sich jedoch vermuten, daß hier keine grundsätzlichen Unterschiede zwischen den Monotremen und den übrigen Säugetieren bestehen. Im Grunde genommen können die Sternalleisten entweder als Abkömmlinge der Rippen oder als Bildungen selbständigen Ursprungs angesehen werden. Die Theorie vom costalen Ursprung der Sternalleisten stammt von Rathke (1838) und erlangte später vor allem auf Grund der Untersuchungen von Ruge (1880) allgemeine Gültigkeit. Die erstmals von Bruch (1852) ausgesprochene Theorie vom selbständigen Ursprung des Sternums wurde lange Zeit für unwahrscheinlich gehalten. Dennoch beweisen neue Befunde, daß die Sternalleisten nicht als Derivate der Rippen, sondern aus einem selbständigen Blastem entstehen, das mit den Rippen erst sekundär in Berührung kommt

(Whitehead u. Waddel, 1911; Hommes, 1924; Gladstone u. Wakeley, 1932; Fell, 1939; Chen, 1952, 1953; Glutz von Blotzheim, 1956; Seno, 1961; Klima, 1962; Murillo u. Ferrol, 1963; Pinot, 1969). Einigen Autoren nach steht das Sternum den Elementen des Schultergürtels näher als den Rippenanlagen und wird deshalb neuerdings zum Appendicular- und nicht zum Axialskelet gezählt (Seno, 1961). Es ist jedoch nicht ganz eindeutig geklärt, woher das Material für die Anlagen der Sternalleisten kommt, wie das neulich Eijgelaar u. Bijtel (1970) angedeutet haben: "The conclusion that the sternum arises from material of the lateral plate and not from that of the somites is not satisfactory."

Die von uns untersuchten Schnittserien von Monotremen gehören z.T. zu so frühen Entwicklungsstadien, daß sich bei ihnen die Sternalleisten noch nicht differenziert haben, oder zu so späten Entwicklungsstadien, daß die Sternalleisten schon mit den Rippen in Verbindung stehen. Zur Frage nach dem Ursprung der Sternalleisten kann daher unser Material leider nicht beitragen.

Es sei noch erwähnt, daß in unserem Material bei *Tachyglossus*, wie auch bei *Ornithorhynchus*, eine embryonale Anlage des Processus xiphoideus festgestellt wurde, obwohl in adultem Zustande nur bei *Tachyglossus* ein Processus xiphoideus vorhanden ist; bei *Ornithorhynchus* fehlt er dagegen.

Zusammenfassung

Die drei rezenten Gattungen der Monotremen sind hochspezialisierte Säugetiere. *Tachyglossus* und *Zaglossus* sind reine Myrmecophagen, *Ornithorhynchus* ist an das Wasserleben angepaßt. Sicherlich haben diese Formen nur dank ihrer extremen Anpassungen als Überreste einer früher formenreichen Säugergruppe überlebt. Die nicht spezialisierten Monotremenformen sind offensichtlich deshalb ausgestorben, weil sie mit den höheren Säugetieren nicht konkurrieren konnten. Wegen des hohen Grades der Spezialisierung kann man die rezenten Monotremen keineswegs als primitive Formen bezeichnen. Dennoch finden wir bei ihnen ein erstaunlich buntes Mosaik von Merkmalen, das sie einerseits als hoch evoluierte, moderne, den höheren Säugetieren ähnliche, andererseits als primitive, ancestrale ihren Reptilvorfahren ähnliche Formen kennzeichnet. Solch ein Mosaik finden wir z.B. in der Ausbildung des Urogenitalsystems oder am Schädel. Auch der Brustschulterapparat ist ein gutes Beispiel hierfür. So kann man den Schultergürtel mit vollem Recht als primitiv, ancestral ansehen, das Sternum dagegen ist modern und evoluiert.

Soweit mir bekannt, wurde eine gründliche Untersuchung der Morphogenese des Schultergürtels und des Sternums der Monotremen noch nicht durchgeführt. Meine Ergebnisse erlauben zwar keine Rückschlüsse auf die Reptilvorfahren, dagegen aber weisen sie viele Ähnlichkeiten mit den höheren Säugetieren auf. In der frühen Entwicklung der untersuchten Strukturen gibt es bei den Monotremen, den Marsupialia und Eutheria viel mehr Übereinstimmungen, als man auf Grund der Strukturen erwachsener Tiere erwarten würde.

1. Morphologie des Schultergürtels und des Brustbeins

Bei den Marsupialia und Eutheria ist der Schultergürtel bekannterweise nur aus zwei Elementen, einem endoskeletalen und einem exoskeletalen gebaut. Das

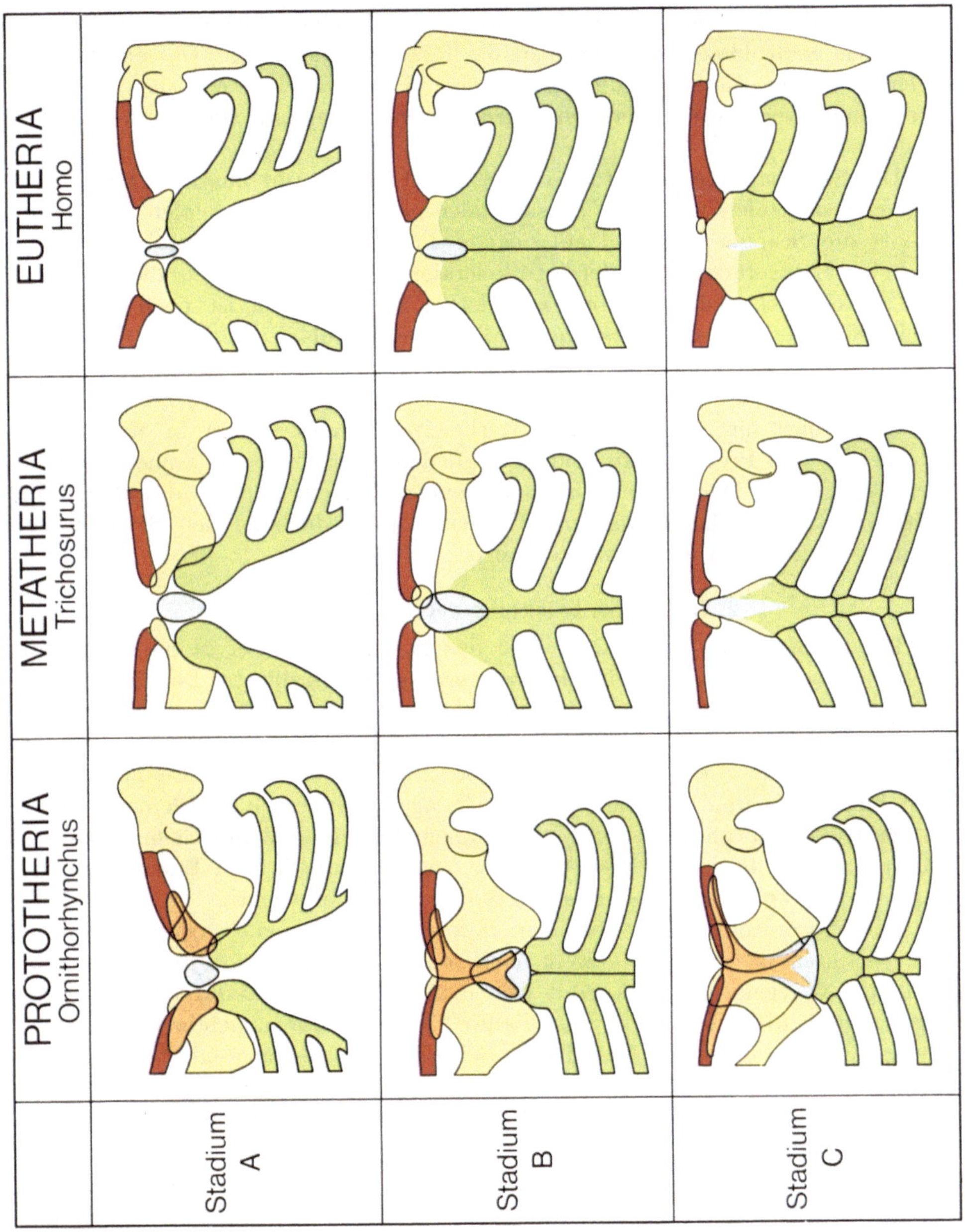

Abb. 33 A—C. Vergleich der Morphogenese des Schultergürtels und des Brustbeins bei den Proto-, Meta- und Eutheria an einigen ausgewählten Beispielen. Stadium A Embryonen, bei denen die paarigen Anlagen noch selbständig sind (*Ornithorhynchus* 8,5 mm SSL, *Trichosurus* 9,5 mm SSL, *Homo* 17 mm SSL). Stadium B Embryonen, bei denen es eben zur Verschmelzung der paarigen Anlagen in der Medianlinie kommt (*Ornithorhynchus* 10 mm SSL, *Trichosurus* 12 mm SSL, *Homo* 21 mm SSL). Stadium C Zustand bei adulten Exemplaren. *Gelb* Coracoidscapularplatte, *rot* Clavicula, *orange* Pars desmalis interclaviculae, *blau* Pars chondralis interclaviculae, *grün* Sternalleisten und Rippen

endoskeletale Element ist die Scapula, die noch einen kleinen Fortsatz, den Processus coracoideus, ein Rudiment des Metacoracoids trägt. Das exoskeletale Element ist die Clavicula, die bei manchen Eutheria stark reduziert, ja völlig rückgebildet sein kann, so daß der ganze Schultergürtel dann nur aus der Scapula besteht.

Der Schultergürtel der Monotremen besteht insgesamt aus fünf Elementen, drei endoskeletalen und zwei exoskeletalen. Zu den endoskeletalen Elementen gehört die Scapula, das voll entwickelte Procoracoid und ebenfalls voll entwickelte Metacoracoid. Zu den exoskeletalen Elementen zählen die Clavicula und die Interclavicula. In die exoskeletale Interclavicula ist noch ein endoskeletales Element, die Pars chondralis interclaviculae, eingebaut. Sie ist an Skeleten ausgewachsener Tiere aber nicht mehr zu erkennen.

Das Sternum der Monotremen zeigt eine für alle Säugetiere typische Gestalt, die man sonst nirgendwo bei den Wirbeltieren findet. Es ist in Manubrium, Sternebrae und Processus xiphoideus gegliedert. Der Processus xiphoideus fehlt *Ornithorhynchus*. Das Manubrium der Monotremen entsteht nicht auf dieselbe Art, wie das der Marsupialia und Eutheria, was jedoch an den Skeleten von adulten Monotremen nicht nachweisbar ist.

2. Die Frühentwicklung der Coracoidelemente

Die Scapula, das Procoracoid und das Metacoracoid der Monotremen entstehen embryonal als eine einheitliche Coracoidscapularplatte. Der dorsale Teil entspricht der Scapula. Der ventromediale Teil, den wir als Coracoidplatte bezeichnen, enthält die Anlagen des Procoracoids und des Metacoracoids. Zur Gliederung in diese einzelnen Elemente kommt es relativ spät. Dennoch lassen sich ihrer Lage und Gestalt nach die Anlagen der einzelnen Elemente schon in den frühen Morphogenesestadien erkennen. Für einen Vergleich mit rudimentären Anlagen, die in der Embryogenese von Marsupialia und Eutheria in derselben topographischen Region auftreten, ist das sehr wichtig.

Das Procoracoid der Monotremen ragt schon als mesenchymale Anlage aus der gesamten Coracoidplatte weit nach cranial und legt sich an das mediale Ende der Clavicula an. Es kommt jedoch nicht zur Verbindung der beiden Anlagen. Bei den Marsupialia ist die gesamte Coracoidplatte ungefähr in demselben Ausmaß und in derselben Gestalt wie bei den Monotremen wenigstens vorübergehend embryonal vorhanden. Die Procoracoidanlage ragt ebenso weit nach vorne, sie verliert später aber die Verbindung mit dem metacoracoidalen Abschnitt der Platte und bleibt als eine mehr oder weniger isolierte Struktur zwischen der Clavicula und dem Manubrium sterni liegen. Dieses Zwischenstück entspricht offenbar dem sog. Praeclavium. Sehr wahrscheinlich sind Materialreste der Procoracoidanlage teilweise auch noch im Manubrium sterni der Marsupialia enthalten. Auch in der Embryogenese der Eutheria tritt in der Nähe des medialen Clavicularendes eine mesenchymale Verdichtung auf, die der Procoracoidanlage der Monotremen und Marsupialia sehr ähnelt. Sie bildet später jedoch kein selbständiges Mittelstück, sondern verschmilzt mit der Sternalleiste und bildet einen erheblichen Teil des Manubrium sterni. Nur ausnahmsweise können noch Teile dieser Anlage als selbständige rudimentäre Ossa suprasternalia abgliedern.

Der metacoracoidale Abschnitt der gesamten Coracoidplatte der Monotremen reicht schon als mesenchymale Anlage weit nach caudomedial. Er kommt in die unmittelbare Nähe der Sternalleiste, bleibt aber von ihr getrennt. Denselben Entwicklungsverlauf können wir bei den Marsupialia beobachten. Bei ihnen verschmilzt jedoch später die Metacoracoidanlage mit dem Sternum und wenn sie noch später rückgebildet wird, hinterläßt sie nur kleine Gewebsreste am Manubrium. In der Embryogenese der Eutheria wird die Coracoidplatte nicht einmal mehr vollständig angelegt. Dennoch enthält die rudimentäre Anlage der Platte, ihrem ganzen Entwicklungsverlauf nach, nicht nur procoracoidalen Teil, sondern auch Reste des metacoracoidalen Abschnittes, die ebenfalls in das Manubrium einbezogen werden. Der dorsolaterale Teil des metacoracoidalen Abschnittes wird bei den Marsupialia wie bei den Eutheria zu einem rudimentären Processus coracoideus scapulae.

3. Die Frühentwicklung der Interclavicula

Die Interclavicula der Monotremen bildet sich aus zwei verschiedenen Elementen. Das erste ist ein exoskeletaler Teil, der paarig entsteht, später aber zu einem einzigen Gebilde verschmilzt. Dieser Teil weist eine typische desmale Ossifikation auf. Ich nenne ihn Pars desmalis interclaviculae. Das zweite Element ist ein endoskeletaler Teil unpaaren Ursprungs. Dieser Teil ist knorpelig präformiert. Ich nenne ihn Pars chondralis interclaviculae.

Von dem exoskeletalen Teil der Interclavicula findet man bei den Marsupialia und Eutheria nicht einmal einen Rest. Man findet aber in der frühen Morphogenese des Sternums eine unpaare Ventralanlage, deren Ähnlichkeit mit der Pars chondralis interclaviculae der Monotremen erstaunlich groß ist. Beide sind unpaaren Ursprungs; beide sind vorknorpelig präformiert; beide entstehen topographisch auf dieselbe Weise; beide sind zuerst isoliert. Erst im Verlauf der weiteren Entwicklung treten erhebliche Unterschiede auf. Bei den Monotremen legt sich diese Anlage von dorsal her an die Pars desmalis interclaviculae an, mit der sie zu einer einheitlichen Interclavicula verschmilzt. Bei den Marsupialia und Eutheria legt sich diese Anlage von ventrocranial an die Sternalleisten und verschmilzt mit ihnen zu einem einheitlichen Manubrium sterni.

In der Entwicklung der Pars chondralis interclaviculae bei den Monotremen und der unpaaren Anlage der Crista sterni bei den Vögeln besteht eine gewisse Analogie. Jedoch fehlen Beweise dafür, daß die beiden Elemente homologer Herkunft sind.

4. Die Frühentwicklung des Sternums

Das Sternum der Monotremen unterscheidet sich morphogenetisch vom Sternum der Marsupialia und Eutheria. Es wird nämlich ausschließlich aus den Sternalleisten gebildet. In der Ausbildung des Säugersternums halte ich dies für den primären Zustand. Bei den Marsupialia und Eutheria kommen dazu noch sekundär die paarigen Anlagen der Coracoidelemente und die unpaare Ventralanlage, die später mit den Sternalleisten zu einem Manubrium sterni verschmelzen.

5. Homologieverhältnisse und Bemerkungen zur Nomenklatur

Das vordere Coracoid der Monotremen, das offenbar dem einzigen Coracoid-element der rezenten Reptilien und Vögeln entspricht, ist von dem vorderen Coracoid der synapsiden Reptilien Pelycosauria und Therapsida abzuleiten. Somit sollte man es Procoracoid nennen. Die Namen Epi-, Prae- oder Precoracoid sind zu meiden. Die morphogenetischen Untersuchungen ergaben, daß das Procoracoid der Monotremen dem Praeclavium, den Ossa suprasternalia und einem kleinen, im Manubrium sterni einbezogenen Rest der Marsupialia und Eutheria entspricht.

Keineswegs kann man die Procoracoidanlage der Marsupialia und Eutheria mit dem knorpelig vorgebildeten Teil der Clavicula homologisieren.

Das hintere Coracoid der Monotremen ist von dem hinteren Coracoid der Pelycosauria und Therapsida abzuleiten. Man sollte es Metacoracoid nennen. Die ältere Bezeichnung Coracoid oder „echtes Coracoid" ist nicht ganz eindeutig. Die Frühentwicklung deutet an, daß der sternale Abschnitt des Metacoracoids der Monotremen den Rudimenten entspricht, die bei den Marsupialia und Eutheria in das Manubrium sterni eingebaut sind. Der scapuläre Abschnitt entspricht dem Processus coracoideus scapulae.

Die Interclavicula der Monotremen ist sehr wahrscheinlich mit der der Reptilien nicht identisch. Nur ihr desmaler Abschnitt dürfte der Interclavicula der Reptilien entsprechen, es fehlen jedoch jegliche fossilen Funde, die die Zusammensetzung und Entwicklung der Interclavicula von ancestralen Formen näher erklären könnten. Dennoch schlage ich vor den Namen Interclavicula zu verwenden, statt den häufig, aber unkonsequent gebrauchten Namen Epi-, Prae- oder Prosternum. Auch der Name Os quaternarium entspricht nicht den Tatsachen. Daher wäre es besser, ihn zu meiden.

Da die zwei verschiedenen Elemente, aus denen sich die Interclavicula der Monotremen zusammensetzt, nur ihrer Ontogenese nach und nicht ihrer Phylogenese nach bekannt sind, vermeide ich es, bis auf weiteres, sie irgendwie „verbindlich" zu benennen. Ich gehe von den einzig bekannten histogenetischen Vorgängen aus und bezeichne das paarige ventrale Element als Pars desmalis interclaviculae und das unpaare dorsale Element als Pars chondralis interclaviculae.

Es bestehen einwandfreie morphogenetische Beweise dafür, daß die Pars chondralis interclaviculae der Monotremen einer unpaaren vorknorpeligen Anlage im Manubrium sterni der Marsupialia und Eutheria homolog ist.

Das Manubrium sterni der Monotremen entspricht nur einem Teil des Manubriums der Marsupialia und Eutheria. Man kann daher die beiden Strukturen nicht für homolog halten. Dennoch bleibe ich vorerst bei der für alle Säugetiere üblichen Bezeichnung Manubrium sterni.

The Morphogenesis of the Shouldergirdle and Sternum in the Monotremes (Mammalia: Prototheria)

Summary

The group of monotremes includes only three genera of extrem specializated mammals. The spiny anteaters, *Tachyglossus* and *Zaglossus*, are pure myrmecophags, the duckbill, *Ornithorhynchus*, is an aquatil animal. They are the only remnants of an ancient group that survived at the side of more progressive marsupials and eutherian mammals. It would be uncorrect to characterize these successful adapted animals only as primitive, but they show a mixture of specializated, evolved features, and of many ancestral, primitive patterns. Various reptilian characters persist, for example, in the urogenital system, in the skull, and in the shouldergirdle. The monotremes stay outside the evolutive line leading from reptiles to mammals; however, the morphology of their shouldergirdle and sternum represents an important example of a transitional reptilian-mammalian structure.

1. The Morphology of the Shouldergirdle and Sternum

The monotreme shouldergirdle has retained the "primitive" reptilian character. It consists of five elements. Three of them, scapula, procoracoid and metacoracoid belong to the endoskeleton; the other two, clavicula and interclavicula to the exoskeleton. In the marsupials and eutherian mammals, the shouldergirdle is reduced to two elements only, to endoskeletal scapula and the exoskeletal clavicula. The last one, however, is frequently reduced or lost, as well.

The monotreme sternum, on the other hand, is a "modern" mammalian structure, divided into manubrium, corpus and processus xiphoideus. (In *Ornithorhynchus*, however, the processus xiphoideus is missing.)

2. The Morphogenesis of the Coracoid Elements

The endoskeletal shouldergirdle of monotremes originates during early ontogenesis as a homogeneous coracoid-scapular plate. The dorsolateral portion forms the scapula. The ventromedial portion forms both coracoid elements, the anterior part the procoracoid, and the posterior part the metacoracoid. The precartilaginous tissue of the plate exhibits the shape and topographical position of all these elements quite well, before dividing into the separate structures.

In the monotremes, the procoracoid anlage forms a wide protuberance on the craniomedial border of the plate, extending forward underneath the clavicle, but there are no connections between these two structures. In the marsupials, on certain stages of early ontogenesis, a very similarly formed coracoid-scapular plate is present. However, the procoracoid anlage, lying on the craniomedial border of the plate, is smaller than in monotremes. In marsupials, it loses very soon the contact with the plate, forming a small separate structure between the sternum and clavicle. This element corresponds with the praeclavium of some adult marsupials. Also a small portion of the procoracoid anlage fuses, most probably, with the anlage of manubrium sterni. In the eutherian mammals, a coracoid-scapular plate is not developed on any stage of ontogenesis. However, in the area between the anlage of clavicle and sternal band, an intense condensation of mesenchyme tissue takes place, fusing later on with the material of sternal band. It represents, most probably, the procoracoid rudiment. In adult eutherian mammals, this rudiment may sometimes persist at the superior border of the manubrium sterni as small, single or paired bones, ossa suprasternalia.

The metacoracoid anlage forms the prolongated middle part of the plate. Laterally, in the glenoid cavity, it is firmly attached to the scapular portion, craniomedially, to the procoracoid portion. It extends medially beneath the sternum, but without a direct connection with it. In the marsupials, on certain stages of early ontogenesis, a similar metacoracoid anlage is firmly attached to the sternal anlage. In the later marsupial ontogenesis, the metacoracoid anlage is reduced; its central part has disappeared, the lateral one has dwindled to the processus coracoideus scapulae, and the rudiment of the medial part is fused with the manubrium sterni. In the eutherian mammals, the metacoracoid anlage has entirely disappeared, not appearing at any stage of ontogenesis. The mesenchyme tissue at the upper border of the sternal bands, in eutherian mammals contents not only rudiments of the procoracoid, but also remnants of the metacoracoid material.

3. The Morphogenesis of the Interclavicle

The monotreme interclavicle develops out of two different elements. The first one originates as a paired lateral anlage, under the posterior margin of the clavicle. Both lateral parts very early fuse medially into a single sheet; this is the exoskeletal element of interclavicle, pars desmalis interclaviculae. Dorsally of this element an unpaired median anlage develops, extending caudally below the upper border of the sternum anlage; this is the endoskeletal element of interclavicle, pars chondralis interclaviculae.

In the marsupials and eutherian mammals, there exist no remnants of the pars desmalis interclaviculae. On the other hand, their sternum anlage shows an unpaired median element, identical with the pars chondralis interclaviculae of the monotremes. Both elements originate as an unpair structure; both consist of precartilaginous tissue; both show the same topographical position, and both are isolated from the very beginning. In the monotrems, this structure fused ventral with the pars desmalis interclaviculae, forming a homogeneous interclavicle. In the marsupials and eutherian mammals, this structure fused caudal with the sternal bands, forming a homogeneous manubrium sterni.

There are some analogies in the development of the pars chondralis interclaviculae in the monotremes, and in the development of the unpaired anlage of the crista sterni in birds. Nevertheless, any evidence for homology is missing.

4. The Morphogenesis of the Sternum

In spite of the same morphological patterns, the sternum of monotremes and that of all other mammals, are not totally homologous. The monotreme sternum originates from the paired sternal bands only, whereas the manubrium sterni in marsupials and eutherian mammals in addition contains the rudiments of procoracoid, metacoracoid and pars chondralis interclaviculae.

5. The Problem of Homology and Notes on the Nomenclature

The monotreme procoracoid derives from the anterior coracoid of the synapsid taxa Pelycosauria and Therapsida. Its morphogenesis in the monotremes suggests that it may be homologous with praeclavium, ossa suprasternalia and small rudiments fused with the manubrium sterni in marsupials and eutherian mammals. Probably, it is also present as the single coracoid of the extent reptiles and birds.

The monotreme metacoracoid has been derived from the posterior coracoid of Pelycosauria and Therapsida. As its morphogenesis suggests, the sternal portion of metacoracoid may be homologous with the lateral rudiments fused with the manubrium sterni in marsupials and eutherian mammals, whereas the scapular portion may correspond to their processus coracoideus scapulae.

The monotreme interclavicula comprises two different elements. Only one of them belongs to the exoskeleton. It originates as a paired lateral anlage and shows a desmogeneous ossification; the term pars desmalis interclaviculae is here used for it. The second element is part of the endoskeleton. It originates as an unpaired median anlage and shows a chondrogeneous ossification; here it is given the name pars chondralis interclaviculae. Both these elements appear as separate structures on certain stages of early ontogenesis, but become fused later on altogether.

The pars desmalis interclaviculae, most probably, corresponds with the reptilian interclavicula. The pars chondralis interclaviculae is homologous with the unpaired rudiment of precartilaginous tissue which occurs as a separate median part of manubrium sterni during early ontogenesis in marsupials and eutherian mammals.

Literatur

Albrecht, P.: Sur les éléments morphologiques du manubrium du sternum chez les mammifères. 51 pp. Bruxelles: Manceaux 1884 (zit. nach Lessertisseur et Saban, 1967).

Anthony, R.: Notes sur la morphogénie du sternum chez les mammifères à propos de l'étude de Paterson sur le développement de cet os. Bull. Soc. Anthropol. Paris 2 (1), 19—43 (1901).

Anthony, R.: The morphology of the shoulder girdle. 17th Intern. Congr. Med., London, Sect. Anat.-Embryol., pt. 1, 239—272 (1913).

Ashley, G. T.: Supra-sternal ossicles in primates other than man: some isolated cases in gorilla and chimpanzee. Nature (Lond.) 176, 608—609 (1955).

Ashley, G. T.: A comparison of human and anthropoid mesosterna. Amer. J. Phys. Anthrop. 14, 449—466 (1956).

Ashley, G. T.: The relationship between the pattern of ossification and the definitive shape of the mesosternum in man. J. Anat. (Lond.) 90, 87—105 (1956).

Beer, G. R. de: Archaeopteryx lithographica. A study based upon the British Museum specimen. Bull. Brit. Mus. (Nat. Hist.), London 1954 (zit. nach Piveteau, 1955).

Böker, H.: Einführung in die vergleichende biologische Anatomie der Wirbeltiere, Bd. 1 Jena: Fischer 1935.

Borovansky, L.: Osifikace hrudni kosti a jeji rust u cloveka. Rozpravy II. tr. cs. akad. (Praha) 40 (30), 1—49 (1930).

Braus, H.: Anatomie des Menschen, Bd. 1. Berlin: Springer 1921.

Broom, R.: On the existence of a sterno-coracoidal articulation in a foetal marsupial. J. Anat. Phys. 31, 513—515 (1897).

Broom, R.: On the development and morphology of the marsupial shoulder girdle. Trans. roy. Soc. Edinb. 39, 749—770 (1899).

Broom, R.: On the early condition of the shoulder-girdle in the polyprotodont marsupials Dasyurus and Perameles. J. Linn. Soc., Zool. 28, 449—454 (1902).

Broom, R.: The morphology of the coracoid. Anat. Anz. 41, 625—631 (1912).

Broom, R.: The origin of the human skeleton. 102 pp. London: Witherby 1930.

Bruch, C.: Beiträge zur Entwicklungsgeschichte des Knochensystems. Denkschr. Schweiz. Ges. Naturw., Zürich 12 (1852) (zit. nach Ruge, 1880).

Bütschli, O.: Vorlesungen über vergleichende Anatomie, Bd. 1, S. 1—644. Leipzig 1910.

Camp, C. L.: Classification of the Lizards. Bull. Amer. Mus. Nat. Hist. 48, 289—482 (1923).

Carter, G. S.: The monotremes and the evolution of the mammalian organization. Proc. Zool. Soc. Calcutta, Mookerjee Memor., 195—206 (1957).

Carwardine, T.: The suprasternal bones in man. J. Anat. Phys. 27, 232—234 (1892).

Chen, J. M.: Studies on the morphogenesis of the mouse sternum. I. Normal embryonic development. J. Anat. (Lond.) 86, 373—386 (1952).

Chen, J. M.: Studies on the morphogenesis of the mouse sternum. II. Experiments on the origin of the sternum and its capacity for self-differentiation in vitro. J. Anat. (Lond.) 86, 387—401 (1952).

Chen, J. M.: Studies on the morphogenesis of the mouse sternum. III. Experiments of the closure and segmentation of the sternal bands. J. Anat. (Lond.) 87, 130—149 (1953).

Cobb, W. M.: The ossa suprasternalia in whites and American negroes and the form of the superior border of the manubrium sterni. J. Anat. (Lond.) 71, 245—291 (1937).

Dawson, A. B.: The ossicle at the sternal end of the clavicle in the albino rat; the homologue of the sternal epiphysis of the clavicle in man. Anat. Rec. 30, 205—210 (1925).

Dawson, A. B.: Further studies on the epiphyses of the albino rat skeleton with special reference to the vertebral column, ribs, sternum and girdles. Anat. Rec. 34, 351—363 (1927).

Devillers, Ch.: Le sternum. In: Grassé, Traité de zoologie, vol. 12, p. 698—709. Paris: Masson 1954.

Eggeling, H.: Zur Morphologie des Manubrium sterni. Denkschr. med.-naturw. Ges., Jena 11, Festschr. f. Haeckel, 59—114 (1904).

Eggeling, H.: Clavicula, Praeclavium, Halsrippen und Manubrium sterni. Berichtigung und Zusammenfassung. Anat. Anz. 29, 99—110 (1906).

Eijgelaar, A., Bijtel, J. H.: Congenital cleft sternum. Thorax 25, 490—498 (1970).

Fell, H. B.: The origin and developmental mechanics of the avian sternum. Phil. Trans. 229, 407—463 (1939).

Frankenberger, Z.: K morfologii plecniho pletence ptaku. Sborn. lék. 44, 297—289 (1942).

Frankenberger, Z.: Sur la morphologie de la ceinture thoracique des oiseaux. Acta anat. (Basel) 2, 232—247 (1947).

Fuchs, H.: Beiträge zur Entwickelungsgeschichte und vergleichenden Anatomie des Brustschulterapparates der Wirbeltiere. Erste Mitt.: Über die Entwickelung der Clavicula bei Talpa europaea und Erinaceus europaeus (nebst einigen vergleichend-anatomischen Bemerkungen). Z. Morph. Anthrop. 12, Sonderheft 2, 141—226 (1912).

Fuchs, H.: Beiträge zur Entwickelungsgeschichte und vergleichenden Anatomie des Brustschulterapparates der Wirbeltiere. Zweite Mitt.: Über den Schultergürtel der Amphibia anura, nach Untersuchungen am braunen Grasfrosche (Rana fusca). I. Suprascapulare und Cleithrum, Procoracoid und Thoracale („Clavicula"). Z. Morph. Anthrop. 22, 283—328 (1922).

Fuchs, H.: Beiträge zur Entwickelungsgeschichte und vergleichenden Anatomie des Brustschulterapparates der Wirbeltiere. Dritte Mitt.: Über den Schultergürtel der Amphibia anura, nach Untersuchungen am braunen Grasfrosche (Rana fusca). II. Cartilago procoracoidea und os thoracale („Clavicula"). Z. Morph. Anthrop. 24, 83—110 (1924).

Fuchs, H.: Beiträge zur Entwickelungsgeschichte und vergleichenden Anatomie des Brustschulterapparates der Wirbeltiere. Fünfte Mitt.: Über den Schultergürtel der Amphibia anura, nach Untersuchungen am braunen Grasfrosche (Rana fusca). III. Von der natürlichen Unterbrechung der Cartilago procoracoidea und von dem Fenster am Schultergürtel der Rana fusca. Anat. Anz. 61, 1—34 (1926).

Gaupp, E.: Zur Entwicklungsgeschichte und vergleichenden Morphologie des Schädels von Echidna aculeata var. typica. Semon. Zool. Forschungsreisen in Australien 6, 539—788 (1908).

Gegenbaur, C.: Ueber die episternalen Skelettheile und ihr Vorkommen bei den Säugethieren und beim Menschen. Jena. Z. Med. Naturw. 1, 175—195 (1864).

Gegenbaur, C.: Ein Fall von erblichem Mangel der Pars acromialis claviculae mit Bemerkungen über die Entwickelung der Clavicula. Jena. Z. Med. Naturw. 1, 1—16 (1864).

Gegenbaur, C.: Clavicula und Cleithrum. Morph. Jb. 23, 1—20 (1895).

Gegenbaur, C.: Vergleichende Anatomie der Wirbeltiere, Bd. 1. Leipzig 1898.

Geldern, C. van: Die Entwicklung des Brustschulterapparates bei Sauriern. Anat. Anz. 59, 495—508 (1925).

Gladstone, R. J., Wakeley, C. P. G.: The morphology of the sternum and its relation to the ribs. J. Anat. Phys. 66, 508—564 (1932).

Glutz von Blotzheim, U.: Zur Morphologie und Ontogenese von Schultergürtel, Sternum und Becken von Struthio, Rhea und Dromiceius. Rev. suisse Zool. 65, 609—772 (1958).

Goette, A.: Beiträge zur vergleichenden Morphologie des Skelettsystems der Wirbeltiere. I. Über Brustbein und den Schultergürtel. Arch. mikr. Anat. 14, 502—620 (1877).

Goodrich, E. S.: Studies on the structure and development of vertebrates. New York: Dover Publ. 1958.

Grassé, P. P.: Ordre monotrèmes. In: Grassé, Traité de zoologie, vol. 17, p. 47—92. Paris: Masson 1955.

Gregory, W. K.: The monotremes and the palimpsest theory. Bull. Amer. Mus. Nat. Hist. 88, 1—52 (1947).

Gregory, W. K., Camp, C. L.: Studies in comparative myology and osteology. III. Bull. Amer. Mus. Nat. Hist. 38, 447—563 (1918).

Guibé, J.: Le squelette du tronc et de membres. In: Grassé, Traité de zoologie, vol. 14 (2), p. 33—77. Paris: Masson 1970.

Hanson, F. B.: The ontogeny and phylogeny of the sternum. Amer. J. Anat. 26, 41—115 (1919).

Hansón, F. B.: The development of the sternum in Sus scrofa. Anat. Rec. 17, 1—23 (1919).

Hanson, F. B.: The history of the earliest stages in the human clavicle. Anat. Rec. 19, 309—326 (1920).

Hanson, F. B.: The problem of the coracoid. Anat. Rec. 19, 327—345 (1920).

Hanson, F. B.: The development of the shoulder-girdle of Sus scrofa. Anat. Rec. 18, 1—21 (1920).

Hoffmann, C. K.: Beiträge zur vergleichenden Anatomie der Wirbeltiere. Zur Morphologie des Schultergürtels und des Brustbeins bei Reptilien, Vögeln, Säugetieren und Menschen. Nied. Arch. Zool. (Leiden u. Lpz.) 5, 31—114 (1879).

Hoffstetter, R.: Thecodontia. In: Piveteau, Traité de paléontologie, vol. 6, p. 665—694. Paris: Masson 1955.

Hommes, J. H.: On the development of the clavicula and the sternum in birds and mammals. T. ned. Dierk. Ver., Amsterdam 19 (2), 10—51 (1924).

Howell, A. B.: Morphogenesis of the shoulder architecture. Part IV, Reptilia. Quart. Rev. Biol. 11, 183—208 (1936).

Howell, A. B.: Morphogenesis of the shoulder architecture. Part V, Monotremata. Quart. Rev. Biol. 12, 191—205 (1937).

Howell, A. B.: Morphogenesis of the shoulder architecture. Part VI, Therian mammalia. Quart. Rev. Biol. 12, 440—463 (1937).

Howell, A. B.: The swimming mechanism of the Platypus. J. Mammal. 18, 217—222 (1937).

Howes, G. B.: The morphology of the mammalian coracoid. J. Anat. Phys. 21, 190—198 (1887).

Howes, G. B.: The morphology of the sternum. Nature (Lond.) 43, 269 (1891).

Howes, G. B.: On the coracoid of the terrestrial animals. Proc. Zool. Soc., London (1893) (zit. nach Broom, 1912).

Huntington, G. S.: Modern problems of evolution, variation and inheritance in the anatomical part of the medical curriculum. Anat. Rec. 14, 359—445 (1918).

Kälin, J.: Über den Brustschulterapparat der Krokodile. Vjschr. naturforsch. Ges. Zürich 74, 254—270 (1929).

Kingsley, J. S.: Vertebrate skeleton. Philadelphia 1925.

Klima, M.: The morphogenesis of the avian sternum. Acta Acad. Sci. Cechosl. Bas. Brunensis 34, 151—194 (1962).

Klima, M.: Die Entstehung und Formung der Crista sterni bei Vögeln. Zool. Anz. 172, 395—402 (1964).

Klima, M.: Die Frühentwicklung des menschlichen Brustbeines und die Frage nach der Homologie der sogenannten suprasternalen Gebilde. 9th Morphol. Congr., Bratislava Abstract of papers, 47—48 (1966).

Klima, M.: Die Entwicklung des Brustbeinkammes bei den Fledermäusen. Z. Säugetierk. **32**, 276—284 (1967).

Klima, M.: Early development of the human sternum and the problem of homologization of the so-called suprasternal structures. Acta anat. (Basel) **69**, 473—484 (1968).

Klima, M.: Das Vorkommen einer rudimentären Crista sterni in der Embryogenese der Säugetiere. Anat. Anz. **123**, 190—212 (1968).

Klima, M.: Das Vorkommen des Brustbeinkammes bei dem Flattermaki Cynocephalus Boddaert, 1786 (Dermoptera) und seine Entwicklung im Lauf der Embryogenese. Zool. listy (Brno) **17**, 141—148 (1968).

Knopfli, W.: Beiträge zur Morphologie und Entwicklungsgeschichte des Brustschulterskelettes bei Vögeln. Jena. Z. Naturw. **55**, 1—144 (1918).

Koch, A. R.: Die Frühentwicklung der Clavicula beim Menschen. Acta anat. (Basel) **42**, 177—212 (1960).

Krawetz, L. P.: Entwicklungsgeschichte des Sternum und des Episternalapparates der Säugetiere. Bull. Soc. Imp. Nat., Moscow **19** (1906) (zit. nach Hanson, 1919).

Kuhn, H.-J.: Die Entwicklung und Morphologie des Schädels von Tachyglossus aculeatus. Abh. senckenberg. naturforsch. Ges. (Frankfurt a.M.) **528**, 1—224 (1971).

Lessertisseur, J., Saban, R.: Généralités sur le squelette. In: Grassé, Traité de zoologie, vol. 16 (1), p. 334—404. Paris: Masson 1967.

Lessertisseur, J., Saban, R.: Squelette axial. In: Grassé, Traité de zoologie, vol. 16 (1), p. 584—708. Paris: Masson 1967.

Lessertisseur, J., Saban, R.: Squelette appendiculaire. In: Grassé, Traité de zoologie, vol. 16 (1), p. 709—1078. Paris: Masson 1967.

Luschka, H.: Die Halsrippen und die Ossa suprasternalia des Menschen. Denkschr. kais. Akad. Wiss., math.-nat. Kl., Wien **16** (2), 1—18 (1859).

Lydekker, R.: Notes on the coracoidal element in adult sloths, with remarks on its homology. Proc. Zool. Soc., London (1893) (zit. nach Broom, 1912).

Marinelli, W.: Der Schultergürtel von Echidna. Zur Diskussion konstruktionsanalytischer Untersuchungen. Verh. dtsch. zool. Ges. (Zool. Anz., Suppl. **18**), 183—196 (1955).

Mall, F. P.: On ossification centers in human embryos less than one hundred days old. Amer. J. Anat. **5**, 433—458 (1906).

Markowski, J.: Über die Varietäten der Ossifikation des menschlichen Brustbeins und über deren morphologische Bedeutung. Poln. Arch. biol. u. med. Wiss. **1**, 375 (1902) (zit. nach Markowski, 1905).

Markowski, J.: Sollte der Verknöcherungsprozeß des Brustbeins von keiner morphologischen Bedeutung sein? Anat. Anz. **26**, 248—269 (1905).

McKay, W. J. S.: The morphology of the shoulder-girdle in monotremes. Proc. Linn. Soc. N.S. Wales **9**, 263—360 (1895).

Merckling, D., Metz, J.: Die Ossifikation des fetalen Brustbeines. Z. Anat. Entwickl.-Gesch. **128**, 75—84 (1969).

Mivart, St. G.: On some points in the anatomy of Echidna hystrix. Trans. Linn. Soc. London **25**, 379—403 (1866).

Müller, Ch.: Zur Entwicklung des menschlichen Brustkorbes. Gegenbaurs Morph. Jb. **35**, 591—696 (1906).

Müller, F.: Ontogenetische Indizien zur Stammesgeschichte der Monotremen. Verh. naturforsch. Ges. Basel **79**, 113—160 (1968).

Murillo-Ferrol, N. L.: About the forming material of the ribs and sternum. An experimental analysis in the chick embryo. An. Desarrollo **11** (23—25), 391—401 (1963).

Nauck, E. T.: Das „Episternum" von Echidna. Anat. Anz. **67**, 144—148 (1929).

Nauck, E. T.: Beiträge zur Kenntnis des Skeletts der paarigen Gliedmaßen der Wirbeltiere. VI. Das Schlüsselbein der Säugetiere und die Coracoprocoracoidplatte. Gegenbaurs morph. Jb. **62**, 203—242 (1929).

Nauck, E. T.: Extremitätenskelett der Tetrapoden. In: Bolk, Göppert, Kallius, Lubosch, Handbuch der vergleichenden Anatomie der Wirbeltiere, Bd. 5, S. 71—248. Berlin u. Wien: Urban & Schwarzenberg 1938.

Nuhn, A.: Lehrbuch der vergleichenden Anatomie. Heidelberg 1878.

Öhngren, S.: Über die sog. Episternalbildungen bei den Säugetieren. Anat. Anz. **52**, 161—187 (1919).

Pässler, H. W.: Zur normalen und pathologischen Anatomie und zur Pathologie des Brustbeins. Beitr. path. Anat. **87**, 659—680 (1931).

Parker, W. K.: A monograph on the structure and development of the shoulder-girdle and sternum in the vertebrata. Roy. Soc. London 1—237 (1868).

Parker, W. N.: On some points in the structure of the young of Echidna aculeata. Proc. zool. Soc., London 3—14 (1894).

Paterson, A. M.: The sternum, its early development and ossification in man and mammals. J. Anat. Phys. **35** (1900) (zit. nach Hanson, 1919).

Paterson, A. M.: Development of the sternum and shoulder girdle in mammals. Brit. med. J. **2**, 777 (1902).

Paterson, A. M.: The human sternum, p. 1—89. London 1904 (zit. nach Ashley, 1956).

Petronievics, B.: Über das Becken, den Schultergürtel und einige andere Teile der Londoner Archaeopteryx (1921) (zit. nach Piveteau, 1955).

Petronievics, B.: Über die Berliner Archaeornis. Ann. géol. Pén. Balkan. (Belgrade) **8** (1925) (zit. nach Piveteau, 1955).

Pinot, M.: Etude expérimentale de la morphogenèse de la cage thoracique chez l'embryon de poulet: mécanismes et origine du matériel. J. Embryol. exp. Morph. **21**, 149—164 (1969).

Piveteau, J.: L'origine des mammifères. In: Grassé, Traité de zoologie, vol. 17, p. 12—26. Paris: Masson 1955.

Piveteau, J.: Oiseaux. In: Piveteau, Traité de paléontologie, vol. 5, p. 994—1091. Paris: Masson 1955.

Piveteau, J.: Traité de paléontologie, vol. 6 (2), Mammifères, Évolution. Paris: Masson 1958.

Piveteau, J.: Traité de paléontologie, vol. 6 (1), Mammifères, origine reptilienne, évolution. Paris: Masson 1961.

Rambaud, A., Renault, Ch.: Origine et développement des os. Paris 1864 (zit. nach Borovansky, 1930).

Rathke, H.: Zur Entwicklungsgeschichte der Thiere, eine Bemerkung. Müllers Arch. Anat. Phys. 361 (1838) (zit. nach Ruge, 1880).

Reiter, A.: Die Frühentwicklung des Brustkorbes und des Brustbeins beim Menschen. Z. Anat. Entwickl.-Gesch. **111**, 676—722 (1942).

Remane, A.: Wirbelsäule und ihre Abkömmlinge. In: Bolk, Göppert, Kallius, Lubosch, Handbuch der vergleichenden Anatomie der Wirbeltiere, Bd. 4, S. 169—193. Berlin u. Wien: Urban & Schwarzenberg 1936.

Romer, A. S.: The comparison of mammalian and reptilian coracoids. Anat. Rec. **24**, 39—47 (1922).

Romer, A. S.: Osteology of the reptiles. Chicago: Chicago Univ. Press 1956.

Romer, A. S.: The vertebrate body, 3rd ed. Philadelphia: W. B. Saunders Comp. 1956.

Ruge, G.: Untersuchungen über Entwicklungsvorgänge am Brustbein und an der Sternoclavicularverbindung des Menschen. Gegenbaurs morph. Jb. **6**, 362—414 (1880).

Schultz, A. H.: Age changes and variability in gibbons. A morphological study on a population sample of a man-like ape. Amer. J. Phys. Anthrop. N.S. **2**, 1—129 (1944).

Semon, R.: Zur Entwicklungsgeschichte der Monotremen. Semon. Zool. Forschungsreisen in Australien **2**, 61—74 (1894).

Seno, T.: An experimental study on the formation of the body wall in the chick. Acta anat. (Basel) **45**, 60—82 (1961).

Seno, T.: The origin and evolution of the sternum. Anat. Anz. **110**, 97—101 (1961).

Starck, D. (Manuskript): Vergleichende Anatomie.

Vandebroek, G.: Recherches sur l'origine des mammifères. Ann. Soc. roy. zool. Belg. **94**, 117—160 (1964).

Vandebroek, G.: Évolution des vertébrés. De leur origine à l'homme. Paris: Masson 1969.

Vialleton, L.: Morphologie générale. Membres et ceintures des vertébrés tétrapodes. Critique morphologique du transformisme. Paris 1924.

Watson, D. M. S.: The evolution of the tetrapod shouldergirdle and forelimb. J. Anat. Phys. **52** (1918) (zit. nach Romer, 1922).

Weber, M.: Die Säugetiere. Einführung in die Anatomie und Systematik der rezenten und fossilen Mammalia, 2. Aufl. Jena: Fischer 1927.

Westling, Ch.: Anatomische Untersuchungen über Echidna. Bihang t. K. Svensk. Vet.-Akad. Handl. 15 (4,3), 1—71 (1889).

Whitehead, R. H., Waddel, J. A.: The early development of the mammalian sternum. Amer. J. Anat. 12, 89—106 (1911).

Wiedersheim, R.: Vergleichende Anatomie der Wirbeltiere. Jena: Fischer 1909.

Williston, S. W.: American permian vertebrates. Chicago 1911 (zit. nach Romer, 1922).

Sachverzeichnis